新潮文庫

狂気の偽装

—精神科医の臨床報告—

岩波 明著

目次

狂気の偽装

精神科医の臨床報告

はじめに

イギリスの元首相で「二十世紀の最も偉大な政治家」と讃《たた》えられたウィンストン・チャーチル（一八七四－一九六五）は、プライベートにおいてはうつ病患者だった。一九三〇年代の末、ほぼヨーロッパ全域を制圧したナチスとヒトラーに対して、孤立無援の中一人敢然と立ち向かったチャーチルがである。

連日にわたって彼は、国会演説やラジオ放送で格調ある檄《げき》をとばし、これに勇気づけられたイギリス国民はナチスに対する抵抗を続けた。しかしこの時期においてもチャーチルには、自ら「黒い犬（black dog）」と呼ぶうつ病がたびたび襲っていた。彼は国会議員に成り立ての二十代の頃に、うつ状態が悪化し、国会で演説中に泣き崩れたこともあった。

うつ病に限らず、「心の病」である精神疾患はありふれた病気である。チャーチルのような著名人であろうと、無名の市井《しせい》の人であろうと、だれでも精神疾患に罹患《りかん》する可能性がある。たとえばうつ病についてその生涯有病率（一生の中で発症する確率）は、およそ全人口の十五パーセントと言われている。チャーチルについてもう一言付け加えれば、彼の父親でありイギリスの大蔵大臣を務めたランドルフ・チャーチルもうつ病であったと言われ（これについては、進行麻痺《まひ》、あるいは脳腫瘍《のうしゅよう》という異説もある）、チャーチルの長女も離婚の後自殺して亡《な》くなっている。

最近十年あまり、日本において「心の病」にかかる人は明らかに増加している。これは臨床医としての私の率直な実感だ。

この実感は、数字にも裏づけられている。役所の公式なデータにおいても、外来通院しているうつ病患者の数は、平成十四年においてはその三年前の約一・五倍である（この調査は「患者調査」と呼ばれ三年に一回行われる。平成十七年のデータにおいては、さらに増えている）。

しかし一方では不幸なことに、「心の病」がある種、作られたブームとなっている側面がある。この数年、「アダルト・チルドレン」「トラウマ」「PTSD」など、聞き慣れない精神科の用語がしばしばマスコミをにぎわした。それらの一部は実際に存在する精神疾患やその症状を反映したものであったが、無責任な精神科医や心理学者による架空の造語も少なからず用いられ、それをマスコミが煽《あお》りたてることもあった。

また従来から使用されていたが、無制限に意味を拡大され、本来のものとはかけ離れてしまった精神医学や心理学の専門用語も多い。

何か奇妙な事件が起きると、新しい「心の病」がブームになることも珍しくない。特に少年の起こした不可解で凶悪な犯罪事件は、心の病と関連しているという文脈で語られることが多い。少年法により事実が公表されないこともあり、専門家を称する人たちの意見も分かれた。またそのことが無責任な放言を許す原因にもなっている。

大きな災害が起こると、もっともらしく新聞やニュースで「心のケア」が語られる。被災地に精神科医が集団で乗り込み、「心のケア」と称してデータ収集をしたりすることは、ボランティアを装《よそお》っても、研究論文のためかせいぜい売名に過ぎない（十五年ほど前になるが、中国帰国子女の調査でも、同様のことが行われた。健康調査と称してある国立研究所の医師たちは、被験者の採血や採尿を強行した）。被災者にまず必要なのは水や食料や寝る場所で、精神科医でもカウンセラーでもない。

さらに最近では、自らの心の病や心の傷（トラウマ）を誇らしげに他人に語ることも、しだいに一般的になっている。そこでは、トラウマを持つことを誇る風潮さえ存在する。言うまでもなくこれには、インターネットの普及が大きく関連している。またしばらく見なかった芸能人が自らの「心の傷」をカミングアウトし、それをマスコミが時には真剣に、時には面白おかしく取り上げることも多くなった。

それに勇気づけられた人も、もちろんいることだろう。しかしこういう風潮は、全体としてはマイナス面が大きかったのではないかと思う。「心の病」がありふれたものであることを、広く知る機会が増えたことはよいことだ。ただそれは同時に、「心の病」が人々の興味を引き、商売の道具になることを示したとも言えるのである。

一般の人々に関しても、自らのつらい体験を述べたホームページは数多い。「自傷系」サイトの流行が社会的な問題になった頃、私は外来患者に自分のホームページやBBS、ブログを持っているか尋ねてみたことがあった。驚くべきことに、私が聞いた患者の半数以上が自分の個人サイトを持っていたのである。

彼らにとっては、自分の「恥部」を曝《さら》すことが、ある種の快楽となっているのだ。こうした人々は、仕事をしたり学校に行ったりするよりも、自らのサイト作りに励み、見ず知らずの他人の自傷サイトや自殺サイトに書き込みをする、そして書き込まれた他人の悩みに答えることがはるかに重要なことになっている。

さらに最近の傾向として、犯罪でも災害でも社会的に大きな事件が起きると、当然のように新聞は「心の問題」を語り始める。これはどうしてだろうか。

本来の精神疾患は、残酷なものだ。マスコミの報道は、それを甘い香りにくるんでしまう。本当に悲惨な出来事は、映像では決して流せないし、商品としての文字にも書けない。それは専門書でも、学術論文でも同じことだ。

精神疾患は、カジュアルなものでも、美的なものでもない。単なる病気である。他人に誇るようなものではないし、ネットで不特定多数の人にさらけ出すべきものではない。さらに、精神科の病気は患者の人生のすべてを変えてしまうこともあるし、家族のすべてを巻き込むことも少なくない。闘病の末、精神病院の中で孤独な死を迎えることも稀《まれ》ではないのである。

衝動的にOD（大量服薬）にいたった患者は、本当は死のうという気がなくても、自分の吐物で窒息し苦しみながら死ぬかもしれない。マンションの屋上から飛び降りた患者は、生命が助かっても、一生脊髄《せきずい》損傷のため車椅子《くるまいす》生活で、尿も便も失禁し続けるかもしれないのである。

「心の病」の問題を声高に語ったり、「心のケア」を美談として報道する人々は、まずこうした現実を理解しなければならない。

以上のような問題を認識しつつも、一方で私は同時にまったく別のことを考えている。「心の病」は悲惨で残酷であるにもかかわらず、精神疾患の示す様々な症状は、奇妙で独特であるとともに、魅力的であるのも事実である。

なぜ明治の文豪夏目漱石《そうせき》は、自分の子供たちに対しいつも激昂《げっこう》し暴力をふるい続けたのか（このあたりは、漱石の次男である夏目伸六氏の『父・夏目漱石』〔文春文庫〕に詳しい）？　あるいはうつ病が再発した作家の中島らも氏はなぜ（アルコール依存症でもあったが）、マンホールの上で押さえつけられ、首を叩《たた》き潰《つぶ》されるイメージを何度も繰り返して見たのか？　このように言うと不心得だと叱《しか》られそうだが、こうしたエピソードには理解不能な現象として強く心ひかれるものがある。

一般の患者においても、どうしても納得できない行動がしばしばみられる。自ら「日本の特務機関のエージェント」だと言っていた瑠璃子《るりこ》女史は（彼女は私が以前に外来で診ていた六十代の女性である）、どういう理由か、いつも唇の周囲二センチあまりに口紅を塗りたくっていた。加えて顔も白く塗っていたが、ところどころまだらになっていた。

統合失調症で現在も精神病院に入院している重光さんは、毎食十分な量の食事をしているにもかかわらず、ほとんどすべての時間を病棟内のゴミあさりに費やし、食べられそうなものを何でも口に入れていた。彼は驚くほどやせ細っていて、問いかけても決して私の顔を見ようとしない。

マスメディアは、しばしば凶悪な犯罪と「心の病」を関連させて述べ、これに多くの時間をかける。これはメディアの良心でもなければ、報道の義務を果たしているからでもない。それは単に面白いからなのだ。視聴者は悲惨な上に理解不能な事件を待ち望んでいる。そしてマスコミはそのことをよく知っている。

「このような悲劇を繰り返してはならない」

メディアの送り手は、一応そう言うであろう。しかし、視聴者は（無論、すべての人とは言わないが）、わくわくしながら、テレビ画像を見て週刊誌の記事を読む。そして理由のわからない残酷な犯罪について「心の病」と関連させることで一応の納得をするわけである。

ここでは、病は娯楽になっている。私はそのことを否定しようとは思わない。本来、報道とはそういうものだと思う。センセーショナルな出来事を商品として売るのが、報道である。

人間は残酷なものだ。自分が無関係となれば、どんな悲惨な現実も娯楽として受け入れる。しかしだからといって、明らかに間違った内容を（そうであることを知りながら）報道したり、出版したりすることは罪悪である。現在の「心の病」のブームの少なくない部分は、（精神科の病気が日本において増加しているのは確かだが）捏造《ねつぞう》されたものである。

二〇〇五年に出版された斉藤弘子氏の『器用に生きられない人たち』（中公新書）は、メンタルな症候群について解説した本である。この本には、「サンドイッチ症候群」とか「明朗仮面症候群」など、聞きなれない病名が列挙されている。著者は無批判にこれらの「症候群」の存在を是認しているが、精神科の臨床医である私にとって、これらの用語はほとんどのものが初めて目にするものだった。

ただここでは、それらの「症候群」の無意味さや誤謬《ごびゅう》を述べようとは思わない。むしろこのような無意味な用語を集めた本が出版されること自体が、まったくの驚きであった。臨床医としては、自ら何らかの「心の病」に罹患していると感じている人が、この本をどのような思いで手に取るのか、非常に心配である。筆者の意図が善意であろうと、このような本は一般の人に誤った知識を与えて不安にし、混乱させるだけである。

この本の作者は専門家ではなく、フリーのライターである。したがって、その分責任は軽いのかもしれないという気もする。というのは、専門家と呼ばれる人々が同じような、そしてさらに重大な誤謬を平気で犯しているからだ（それは時には、意図的なものだと思う)。

その代表的な例が森昭雄氏の『ゲーム脳の恐怖』(NHK出版)である。この本の内容は週刊誌やテレビによって、何度も取り上げられた。しかしその中身はと言えば、著者が大学(日本大学文理学部)の教授であることが信じられないほど、基本的知識が欠けたものだった。詳細は本文で触れるが、筆者は脳波という電気生理学の基本をまったく理解していないにもかかわらず、脳波を指標として「ゲーム脳」の理論を組み立てているのである(テレビゲームのやりすぎが脳機能をおかしくするという珍説だった)。

さらには、精神科医も同じような誤謬を犯している。犯罪精神医学の大家とされる福島章氏(元上智大学心理学科教授)は、「殺人者精神病」という概念をこの数年提唱している。福島氏は自らの精神鑑定などの経験から、「殺人を犯した被告人の脳には微細な障害が高い頻度で見られる」と述べ、このような脳障害を持つ症例を「殺人者精神病」と定義した(『子どもの脳が危ない』PHP新書)。この理論に、一般の人は思わず納得してしまうかもしれない。残酷な犯罪の犯人には、やはりそれなりの異常があったのだと。

しかしこの仮説は犯罪を犯した被告人に脳の「何らかの」形態異常がみられること

が多いという観察結果を述べただけであり、具体的な脳障害と犯罪の関連についてはまったく論証していない杜撰《ずさん》な学説なのである。そして数多くの脳疾患患者に犯罪者の予備軍という烙印《らくいん》を押したという点で、許されないものだ。

本書の目的は、精神疾患に関する「ファクト」を明らかにすることだ。「心の病」のブームは、今でも続いている。トラウマの問題が繰り返し語られ、政府機関でさえ積極的に「心の時代」を演出している（しかし自殺対策一つを考えても、実効ある政策はまったくといってよいほど存在していない）。この本では、「心の病」に関連する概念や症候群の虚実を明らかにしたい。それによって少しでも多くの人が、「心の病」に対して正しい理解を持ってほしいと考えている。ありふれた病であるがゆえにである。

本書で扱う「心の病」には、いくつかの流れがある。

一つは、明らかな疾患と関連する「病気」あるいは「症状群」である。これらは真摯《しんし》な治療的対応が必要とされるものである。先にあげた「PTSD」の他に、「摂食障害（拒食症と過食症）」や「うつ病」などを含む。この群はさらに最近増加している精神疾患と、以前よりみられる古典的な疾患に二分される。

さらに、病気・疾患とある程度関連した概念であるが、一般に使用されるにつれてしだいに拡大解釈され、本来の意味とは異なる用いられ方をしているものを取り上げた。繰り返しになるが、こうした「誤用」は、時には意図的であることもある。「アダルト・チルドレン」などがこの範疇《はんちゅう》に入るものである。さらに、医学的にみて明らかに誤った概念についても述べた。先に述べた「ゲーム脳」のように、マスコミ受けする多くの「病名」が、粗製乱造されている。その中には一般の人を惑わすだけの「戯《ざ》れ言《ごと》」も数多い。

第一章

fabricated PTSD

偽りのPTSD

一

PTSD（Post Traumatic Stress Disorder）はある意味不幸な疾患である。マスコミに取り上げられることで、本来の意味が忘れ去られてしまったからである。流行語にもなったが、まず名前からしてよく意味がわからないという人も多いことだろう。

PTSDの日本語訳は、当初「心的外傷後ストレス障害」であったが、その後「心的」という言葉がとれ「外傷後ストレス障害」に変わった。「外傷」といえば怪我《けが》のことかと思ってしまうが、この場合は「心の怪我」のことを指している。そう言われても、やはりよくわからない。はたして「心の怪我」とはどういうことか。

PTSDは、現代的な心の病としてマスコミに登場した。それは阪神大震災や地下鉄サリン事件と併せて語られることで、「心の病」の中で（実際のPTSD患者数はごくわずかしかいないにもかかわらず）重要な地位を占めることになった。流行と言ってもいいほど広く知られたものになる。

二〇〇〇年からは、科学技術庁（当時）の大規模な研究プロジェクトとして、「ストレス性脳機能障害の病態と治療に関する研究」が開始されている（このプロジェクトには、総額二十億円余りが投入された）。

しかしＰＴＳＤという用語が浸透する一方、しだいにそれは手垢《てあか》にまみれた怪しげな概念とみなされるようにもなる。これには、二〇〇一年のタレントの岡田美里の離婚会見とその後の騒動が大きく影響している。

彼女によれば、実父でタレントでもあったＥ・Ｈ・エリックから子供の頃頻繁に暴言を受けたという。それによって、後年流産をきっかけとしてＰＴＳＤが発症した。さらに夫である堺正章《さかいまさあき》が声を張り上げると、実父のイメージがそれに重なって強い恐怖感に襲われたと主張した。彼女の著書では次のように述べられている。

私は堺の言葉に漠然とした恐怖を感じるようになっていたのです。

彼は普通に話しているつもりでも、普通の旦那《だんな》さんのように普通の会話をしているつもりでも、私はいつも怒られるのではないか、この人も女を怒鳴るのではないか、そんなふうに辛《つら》かったのです。朝、堺が起きてくるだけで緊張したり、コーヒ

ーをすぐにいれないと怒るのではないかと不安だったのです。（『「しあわせ」のかたち』岡田美里　講談社）

離婚会見の後半は、「結婚したばかりの頃は週に四日ゴルフしていた。そういう人だから結婚したのに今は仕事ばかり。詐欺《さぎ》だ」など夫の悪口に終始した。岡田美里がなぜ離婚理由にＰＴＳＤという病名を持ち出したか、その真意は不明である。おそらく本当の理由を糊塗《こと》し、父親と夫を非難することで自分を正当化しようとしたのであろうが（あるいは著書の宣伝のためもあったかもしれない）、思惑とは逆に彼女はかなりの非難を浴びることになった。「夫宛《あ》てに付け届けが多く、それに閉口」したとか、「愛情はまったくないが、夫が仕事一途なのにがまんできなかった」などという発言がお茶の間の顰蹙《ひんしゅく》を買ったのだった。

それはともかく、父親の暴言が原因で、身体的な暴力行為がまったくないにもかかわらず、ＰＴＳＤが発症することは医学的にはない。これはまったくの誤りである。さらに子供時代の「トラウマ」が原因で、三十代になってＰＴＳＤが発症することもあり得ない（ちなみに、岡田の診断はハワイの医師によるものだという）。この騒動によって、自称ＰＴＳＤ患者が激増する（後で述べるが、『片づけられない女たち』の出版によって、自称ＡＤＨＤが激増したのと同じである）。

その当時私は、ある大学院に社会人入学したという女性の相談に乗ったことがある。彼女は関西の私大を卒業した後、一般企業に就職したが、数年で退職し研究者を志していた。

診察室で彼女は、「自分は阪神大震災の被害者で、地震の後数年してから気分が不安定になったり、眠れないという症状が出現した」という。自分はＰＴＳＤであると彼女は主張し、専門的な治療をして欲しいと私に要求した。

岡田美里と同様に、この大学院生がＰＴＳＤであるという可能性はほとんどなかった。外傷的な体験から数年経《た》って、ＰＴＳＤの症状が出現することはない。ＰＴＳＤであるならば、問題の事件から連続して何らかの症状がみられるからだ。彼女が病気というなら、何か別の病気なのである。しかしこの大学院生は自分がＰＴＳＤであることを確信していたため、私は断定的なことは言わなかった。その後彼女は曜日の関係で、同じ病院の別の医師の外来に通院することになった。

初診から半年以上たってのことである。彼女は自分の主治医を告発する文書を、厚生労働省と東京都に送った。

彼女の主治医は、研究テーマとしてＰＴＳＤ患者の脳のＭＲＩ検査を行っていた。

そこで、彼女にＭＲＩ検査への同意を求めた。もちろん、研究目的であるので検査は無料であるし、安全性も保証されている。しかも検査の依頼を断ることも、受け入れることも、彼女本人の自由であった。したがって、手続きにおいても、実際上も倫理的な問題は存在していない。

ところが彼女は検査の依頼そのものを問題にする。

「脳という最高のプライバシーを研究のために使用させろというのは、ひどい話で人権侵害もはなはだしい。即刻謝罪して、慰謝料を払え」それが彼女の主張だった。この女性は本気で激怒していた。幸いなことにこの患者は担当医を変更し、新しい主治医がよく言い分を聞くことで次第に怒りの矛を納めた。

自らＰＴＳＤと公言している人の一部には、こういった「おかしな」人が少なくない。最近では、交通事故の賠償などで、軽微な被害にもかかわらず、被害者がＰＴＳＤを持ち出し紛糾することもある。そうなると、一種の恐喝に近いものともいえるし、詐欺と言えるケースも存在している。

しかし、本来のＰＴＳＤとは以上述べた例のように生易しいものではない。ＰＴＳＤとは実際は「死」と結びついた疾患である。目の前に「死」の影を垣間見《かいまみ》たものだけが、そう診断されるし、この病名を名乗る資格がある。

次の三つの症状が、ＰＴＳＤの基本症状と言われている。すなわち、「フラッシュバック」「過覚醒《かかくせい》」「回避」である。フラッシュバックとは、外傷的な出来事が再び起きているかのように知覚することである。過覚醒においては、覚醒レベルが亢進《こうしん》し、睡眠障害、不安・焦燥感、過度の警戒心などが持続してみられる。回避とは外傷と関連した刺激を避けることである。たとえば、災害が外傷であれば、それに関連するニュースや新聞記事などをできるだけ避けるようになる。

元来のＰＴＳＤは戦争と関連した概念として生まれた。第一次大戦、第二次大戦、そしてベトナム戦争によって、戦争が人間の精神を破壊する場合があることに皆が気がついた。それがＰＴＳＤである。殺し殺される体験、硝煙や爆裂音、あるいは断末魔の悲鳴の中で見た死体の肉片や血だまりがＰＴＳＤを引き起こす。アメリカでＰＴＳＤの研究が盛んであるのは、つまり当事者としての明確な理由があるのだ。アメリカは常時どこかで戦争を行っているので、ＰＴＳＤ患者も絶えず生じているのである。

二

その十四歳の少女緒方麗子さんは、児童相談所の医者によってＰＴＳＤと診断され、私の勤務している病院に入院した。

彼女は見るからに今どきの「コギャル」だった。髪の毛は茶色く染め、紫のアイラインもしっかりと書き入れていた。入院の理由はいろいろつけられていたが、要するに児童相談所で扱いかねて病院に連れてこられたわけだった。

彼女の母親は、麗子さんを妊娠中に父親と別れていた。その後は三人の男性と結婚、離婚を繰り返す。他にも数え切れないほど、男性関係があったらしい。仕事は風俗関係を転々としていた。兄は、傷害や窃盗で何度も補導されている。典型的とも言える劣悪な家庭環境だった。

麗子さんは生まれてからずっと厄介者扱いをされてきた。実母は養育の意志もその能力もなかった。そのため彼女は里親、養護施設、親戚《しんせき》の家などを転々とした。

中学に入り麗子さんは、母、兄と同居したが、飲酒や喫煙、家出を繰り返し、援助交際も経験した。本人の主張では、この頃、繰り返し兄にレイプされたという（これは事実かどうか、確認されていない）。

児童相談所の一時保護所に入所してから、麗子さんは悪夢に悩ませられるようになった。過呼吸発作が頻発し、部屋の壁に頭を打ち付けたり、リストカットを繰り返す。花瓶を割り、その破片でリストカットしたこともある。

精神科病棟に彼女は児童相談所の職員に付き添われてきた。「入院は嫌」と彼女は主張する。面接室で里親や養護施設を探して欲しいと押し問答を繰り返したが、やがて「いらいらした」と言って荒い呼吸とともに椅子《いす》からずり落ちるようにして床に寝ころんだ。

麗子さんは調子のよいときはよく喋《しゃべ》った。甘ったれた話し方をし、あれこれ病院の不満を口にした。一方夜間になると、ナースコールで頻繁に看護婦を呼び、「一人にしないで」「兄貴が来る」と叫び声をあげて、病室の床に横たわってけいれんを起こすこともあった。看護婦が介助してベッドにあげるといったん落ち着くが、一人にしようとすると再び呼吸が荒くなり、叫び声をあげる。麗子さんの「発作」は二週間ほど続いたが次第に安定し、やがて迎えに来た母親と一緒に退院して行った。

しかし、この麗子さんのケースもＰＴＳＤとはいえない。彼女は米兵のように、ＰＴＳＤを引き起こす危うく死ぬような「外傷」を経験していないからだ。不健全な家族関係だけでは、「外傷」として不十分であり、仮に兄からのレイプが事実であったとしてもＰＴＳＤとは言えないのである。

麗子さんの診断は「ヒステリー」または「ヒステリー性けいれん」とするのが適当であり、彼女の症状は家族や周囲の人から注目されたくて出現しているに過ぎない。

医学用語の「ヒステリー」は神経症の一つで、脳に器質的な障害がみられないにもかかわらず、運動機能や知覚障害がみられるものである。ヒステリーは人格的に未熟な女性に多く、症状の出現の仕方は、演技的・誇張的である。

次のようなケースが、PTSDとして理解しやすいものかもしれない。大熊輝子さんは、ある私大の教育学部大学院に在学している。

彼女は高学歴の両親の元に育った、出来の良い子だった。父は東大理学部を卒業後、地方の国立大学教授を務めている。母親も有名女子大の卒業生で知的なレベルは高かった。

輝子さんは一人っ子で、教育熱心な両親に大切に育てられた。小学生の時から成績はよく、いつもトップクラスだった。彼女は希望通りの大学に合格して上京、その後の生活も順調だった。

大学ではオーケストラに所属した。サークルで恋人もできた。将来は何か国際的な仕事をしたいと漠然と考えていたが、具体的な考えはなかった。この頃が彼女の人生のピークだったのかもしれない。

大学院に進学した頃、付き合っていた彼の両親に会った。輝子さんは結婚するつもりでいたが、相手の両親はこの交際に反対だった。高学歴で仕事をする女性は、うちの家庭にはふさわしくないと言われたのだ。それから恋人との仲は、次第に冷めたものになる。

大学の研究室でも、彼女は孤立していく。担当教官が異動により替わり、また仲のよい友人が留学したことが原因だった。研究には熱心に取り組んだが、どうして無理をしてまで研究をするのか、段々と疑問に思うようになった。

彼女は悩んだ結果、大学院を退学しようと考える。両親は反対しなかったが、どう対応していいのかわからないようだった。輝子さん自身もその後のあてもなかったので、大学の教官に慰留されて結局退学はしなかった。

彼女は投げやりな気持ちになっていた。事件はその時起こった。山手線の田端駅近くで、大学の知人と公衆電話で話している時だった。これから自分がどうしたらいいのか、相談をしていた。輝子さんは話しているうちに不安定な気持ちになり、ボックスの中で泣き出してしまう。

しばらく彼女は泣き続けていた。すると、見知らぬ三十代位の男性が「どうしたの」と言って、突然電話ボックスに入ってきた。輝子さんは、どうしていいのかわからなかった。何も言葉が出なかった。その男は人目も気にせず、彼女の手を握ったり、身体《からだ》に触ってきた。

輝子さんは電話ボックスを出て逃げ出した。ただ怖かった。JRの駅まで走って逃げた。もう大丈夫かと思ったら、その男も後を追いかけてきた。あとで考えれば交番に駆け込めばよかったと思う。しかし何も思いつかなかった。

電車に乗ったら男も乗ってきた。車両の中を歩いて逃げたが、男は追いかけてくる。池袋で降りた。人混みにまぎれればと思ったのだ。長い通路を歩いて東口に出た。輝子さんは走った。公園があったので、一息ついた。その時、男が後ろから抱きついてきたのだ。男は彼女を押し倒そうとし、首のあたりに顔を押しつけ、無理やりキスをしようとしてきた。しばらく二人はもみあうような格好になった。

男の臭《にお》いは、彼女の嫌いなものだった。それで我に返った。彼女は男をできる限り強い力で突き倒した。男はバランスを崩して倒れかかる。それを見て彼女は一気に駆けだした。夜の町を道もわからないまま、彼女は何時間もさまよう。今考えれば、タクシーを拾うか、どこかにぎやかな店にでも入ればよかったのだ、まったくどうかしていたと輝子さんは思う。ようやく家に帰ったのは、午前三時過ぎだった。

彼女はこの事件のあと、嫌な夢ばかりみるようになったという。自分が死のうとしている場面や、暗闇《くらやみ》の中で見知らぬ男に追いかけられている夢だった。嫌な夢は何度も繰り返し起こった。自分の首を刃物で切ろうとしている夢も見た。

輝子さんは、夜寝ることが怖くなった。壁にもたれて、短時間まどろむ程度しか睡眠はとれなかった。食欲も最悪だった。声も出なくなり、周囲の世界から自分が隔絶されたように感じた。外に出て見知らぬ男性に会うと、身体がすくんで動けなくなるのだった。

診察室で、あるいはカウンセリングルームでＰＴＳＤと診断されるケースは、この輝子さんのような例が多い。

ＰＴＳＤという診断はもっともらしい。ただこの時期、輝子さんは人生に行き詰まっていた。彼女はこれまでとは別の人生を歩む必要があった。いつまでも優等生のままではいられなかったのである。

しかし、輝子さんは今まで歩んだ以外の人生を切り開くことができなかった。ちょうどその時、この事件が起きた。彼女は意識的か、無意識的にかどちらとも言えないが、事件のために症状が出たことにすることで、自分が直面している人生の問題から逃避することができたのである。

そういう観点から考えると輝子さんもＰＴＳＤとは言えない。むしろ外傷的な体験を無意識的に利用して、ＰＴＳＤのように見える「病気」に自ら引きこもったというのが正しいかもしれない。この現象を「疾病《しっぺい》への逃避」と呼ぶ。患者は病気に逃げ込むことによって、心理的な安定が得られるだけでなく、周囲の人の同情を集めたり手厚い看護を受けるなどの利益を得られる。多くの自称PTSD患者が存在するのはこのためだ。

これまで私は自称PTSDには数多く会ったが、自信を持ってPTSDと診断できる人はわずかしかいない。PTSDは、実は非常に稀《まれ》なものなのである。

中村さんは、オウム教団が起こした地下鉄サリン事件の被害者だった。

彼は五十代後半の、平凡な会社員である。事件の起きた日もいつものように地下鉄日比谷線に乗っていた。彼のいた車両でサリンをまかれた。気分が悪くなった中村さんは、人形町の駅で降り地上に出た。そこでは信じられない光景が広がっていた。

数多くの人々が路上に倒れていたのだ。全身けいれんをするもの、横たわったまま動かないもの、激しく嘔吐《おうと》をするもの。あちこちから苦悶《くもん》の声があがっていた。中村さん自身も視界が暗くなるのを感じるとともに、激しい呼吸困難の症状が出現し、その場にうずくまってしまう。

幸い彼は、聖路加国際病院における治療で回復した。入院も三日ほどですんだ。しかし後遺症はいつまでも回復しなかった。まず何よりも目の不調が持続した。目が疲れやすい、かすんでみえにくい、焦点をあわせづらいといった症状が治らない。

それにも増して辛《つら》かったのは、精神的な面だったという。何の前触れもなく、その日の人形町駅の風景が恐怖とともに甦《よみがえ》ってくる。死に行く人々の姿が目に浮かぶとともに、激しい動悸《どうき》や息苦しさが彼を襲った。

私が中村さんと会ったとき、サリン事件から五年あまりが経過していた。彼は地味なスーツを着た物静かな人だった。事件から何年が経過しても、目の症状がみられることや、原因のはっきりしない身体のだるさが持続していると彼は静かに言った。

この時中村さんは、サリン事件の後遺症の検査をボランティアで引き受けてくれたのだった。その中の一つとして、事件の報道映像を見ながら脳波の変化を観察する検査を行ったときのことである。これは安静時に脳波を記録し、その後ＮＨＫのサリン事件に関する番組を見ながら再度脳波を記録するというものだった（事前に検査の内容は説明してあった）。

映像を見たときの中村さんの変化は大きかった。人形町付近の風景が映し出されるとすぐ彼は細かく身体を震わせた。やがてその震えは大きなうねりのようになり、すすり泣くような嗚咽《おえつ》の声も聞こえてきた。私たちはすぐに検査を中止し映像を止めたが、声をかけても中村さんはまったく応答できない状態だった。

PTSDが元来戦争と関連した疾患であることはすでに述べた。ここでは第二次大戦時の症例を示す（『戦争ストレスと神経症』A・カーディナー　みすず書房）。

H・Jはアメリカ人で、落下傘《らっかさん》部隊に憧《あこが》れ十代で軍隊に入隊し、ヨーロッパ戦線に参加した。彼は優秀な軍人で軍曹に昇格し、分隊の指揮をとった。彼が戦っていたのは、ドイツ西部の町アーヘン郊外である。そこでは激しい戦いが続き、多くの部下が戦死するとともに、彼自身何度も機銃掃射や爆撃をかろうじて逃れていた。

一九四四年九月の戦いで、彼の部隊は集中砲火を浴びて身動きができなくなった。多くの部下や戦友が即死するか失血死を遂げた。自分の周囲に倒れた味方兵士の無残な死体をいくつも見て、H・Jは動揺する。戦車部隊の応援を得て、ようやく彼らはドイツの陣地を占領したが、H・Jは激しい怒りと復讐心《ふくしゅうしん》にかられ、降伏したドイツ兵をその場で処刑しようとする。この行為は上官によって制止されたが、彼は錯乱状態になり震えつつ泣きわめいたため、一時監禁された。

その後ドイツ軍の攻撃が激しくなり、H・Jも拘束をとかれ応戦する。彼は興奮して手榴弾《しゅりゅうだん》を投げまくり、銃の台尻《だいじり》でドイツ兵を殴殺《おうさつ》した。戦闘が終わると、彼は虚脱状態と錯乱状態を繰り返した。音に対して過敏になり、戦争に関連する話になると涙を流し、自分が生き残ったことに罪悪感を感じるとともに、ドイツ兵に対して「おれの戦友を殺しやがった汚い奴《やつ》ら」と激しい怒りを示すのだった。

こうしたケースが真のＰＴＳＤである。

三

ＰＴＳＤと関連の深い疾患として多重人格がある。多重人格は小児期の重大なトラウマを原因として思春期以降に発症すると考えられている。多重人格の主要な原因として小児期の性的虐待《ぎゃくたい》や身体的な暴力があげられるが、この点はＰＴＳＤと共通している。

多重人格という言葉は重々しい響きと、何とも言えないいかがわしさがある。現在でもこの病気に対して疑わしい目を向けている専門家は多い。北米では多重人格という診断は一般的に使用されるが、ヨーロッパでは否定的である。日本においては、症例自体非常に稀である。しかし、持続的な「多重人格」を示さないまでも、一時的に「多重人格」を示すことは珍しくない。

多重人格という病気が広く一般に認知されたのは、『24人のビリー・ミリガン』（ダニエル・キイス　早川書房）によってである。この本はドキュメンタリーで、実在の強盗・強姦《ごうかん》事件の犯人であるビリー・ミリガンについて語ったものだ。

事件は次のようにして起きた。一九七七年十月、オハイオ州立大学において八日間に二回、若い女性が銃を突きつけられキャンパスから誘拐された。一人は二十五歳の医学部視力矯正科の学生で、もう一人は看護婦だった。彼女たちは車で郊外に連れて行かれレイプされた後、金を奪われた。さらにもう一件同様の事件が起こる。いずれの場合でも犯人は過激派組織の一員であることをほのめかした。

間もなく逮捕されたのが、強盗事件の前科があったビリー・ミリガンだった。彼は拘置所内で自殺を図る。これを見て弁護人はミリガンが精神疾患に罹患《りかん》していると考え、精神鑑定を申請した。これ以後多くの精神科医や心理学者がミリガンと接触を持つようになった。ミリガンの多重人格は心理士ターナーの面接で初めて登場し、その後多重人格の治療で有名なウィルバー医師によって「典型的な多重人格」であると診断される。

ミリガンの最終的な精神鑑定では、次のことを認定している。つまり、「ミリガンが小児期に継父によって性的虐待を受けた」「この虐待が重なり人格に解離がみられた」「レイプは別人格による犯罪である」ということである。この結果、ミリガンは責任能力がないと判断されこの犯罪については無罪となった。

ミリガンについての診断と司法的な扱いは、アメリカで大きな議論になったが、全体としては、多重人格という現象を病気として認めている。しかしアメリカとカナダ以外の国では、多重人格に対して懐疑的な専門家が多い。

犯罪精神医学に詳しい精神科医の中谷陽二氏は、ミリガンに対する多重人格という診断自体に疑問を投げかけている（『精神鑑定の事件史』中谷陽二　中公新書）。ミリガンは元々問題児だった。児童期から、虚言癖、解離、歩行障害などのヒステリー症状がみられた。入院先の病院では、「思い通りスタッフを操ろうとする」「悪意のある嘘《うそ》」などの記載がある。さらに軍隊では怠け癖のため、除隊となっている。そしてその後強盗事件により、二年あまり刑務所生活を送った。

中谷氏によれば、このように多くの問題を抱えながらも、ミリガンの多重人格が出現した痕跡《こんせき》は、彼がレイプで逮捕された以前にはまったくなく、むしろ心理士らの誘導によって、彼が過去にさかのぼって自分を多重人格に仕立てあげているようにも見えるという。つまり、「多重人格」という症状は、医療者によって誘発されたものではないかという疑問がある。

いわゆるカウンセリング、あるいは精神療法はアメリカでは一般的なものになっている。学校でも職場でも、専門家としてのカウンセラーが配属されている場合が多い。

日本もこれにならおうとしているようである。

しかし一方でカウンセリングの弊害を指摘した報告も少なくない。カウンセラーは意識的、無意識的に患者を誘導し、症状を誘発することが可能なのである。カウンセリングの理論は多々あるが、その多くは精神分析を基本にしているものが多い。現在の症状の原因を過去の出来事に求めるのが精神分析の方法である。だからカウンセラーは患者にこう尋ねる。

「子どものころ、虐待に合ったことはありませんか?」

この問いかけに応じるようにして、患者は親から虐待されたことを「思い出す」。あるいは次のような問いかけによって、患者は自分に別人格が存在したことを「思い出し」、それが表面に出現する。

「これまで自分が覚えていないのに、何らかの行動をしたということはありますか」

この問いかけによって、患者に別人格が出現するのである。カウンセリングがこのような「偽りの記憶」を形成したり、あるいは多重人格など様々な症状を誘発することはよく知られた事実である。実際、ビリー・ミリガンの場合も、いったん出現した多重人格が活発に活躍する。つまり「多重人格」という病気そのものがいかがわしいのである。

多重人格にあこがれることによって、多重人格に似た症状が出現することもある。

私が以前診療していた横浜市生まれの高校一年生・定松麻衣子さんは、子供の頃から利発だった。両親が離婚したのは、麻衣子さんが小学一年のときである。だから、彼女は父親のことはよく記憶していない。

成績はずっとトップクラスだった。大人しい性格だったが、友達は少なくない。中でも、仲のよい女の子が二人いた。里美と亜紀だった。麻衣子さんと他の二人はよく三人でまとまっていた。里美が三人のリーダーだったという。

最初に多重人格に「はまった」のが、里美だった。元々里美は変わった女の子だった。麻衣子さんは実は自分のことも正常とは思っていなかったが、里美はだれからみても変わっていた。感情の変化が激しく「あんたなんか大嫌いで憎んでいる」と、里美は脈絡無く麻衣子さんによく言った。しかし彼女はすぐに機嫌を直し、麻衣子さんと一緒にいることはやめなかった。

麻衣子さんは里美といると気持ちが混乱したが、その異様なところが里美の魅力でもあった。

「多重人格って知っている?」

ある時、里美が言った。

「あたし、多重人格になろうと思うの。自分の中に別の人がいれば、その人が自分を守ってくれるから嫌な奴からいじめられても大丈夫」

里美から教えられて、麻衣子さんも多重人格になろうと考えた。

しかし多重人格になることはなかなか簡単にはできなかった。三人でよく集まって、多重人格になる訓練をした。インターネットや本で多重人格のことを調べて話し合ったが、多重人格になる方法を書いてあるものは見つからなかった。

中学二年のときに麻衣子さんはいじめにあう。里美や亜紀と一緒のときはよかったが、一人でいるときに他のグループの女の子たちに狙《ねら》われた。ぶたれたり、金をとられたりした。その頃より、彼女は理由なく不安になることが多くなる。

いじめは繰り返し起こった。するといじめにあった後に、急に本来の自分とは別の人格が出てくるようになった。彼女の名前は、「マヤ」だった。マヤは麻衣子さんより少しだけ年上でしっかりしており、いじめられているだけの麻衣子さんを批判する。しかしマヤは麻衣子さんに愛情を持っており、最終的には認めてなぐさめてくれるのだった。

中三になり受験が近づくにつれ、いじめは減ったが、麻衣子さんの精神は不安定になった。よく過呼吸になったり、気持ちを抑えられないようになる。いらいらし、部屋のタンスを傷つけたり、自分の洋服を切り裂いたりもした。その頃は「マヤ」がよく出てきて、動揺する彼女の気持ちを静めてくれた。結局受験はうまくいって、志望の公立高校に入学できた。

高校に入学してから、「マヤ」はあまり出てこなくなった。里美たちとも別な学校になり、会わなくなった。しばらくすると、麻衣子さんは再び不安定になった。よく眠れなくなり、理由もなく落ち着かない気持ちになるのだ。学校に行くことができなくなり、心配した母親が精神科を受診させることになる。病院を受診したことで、麻衣子さんは少し安心できたが、クスリは長く飲み続ける必要があった。麻衣子さんの場合、多重人格は独立した「病気」ではなく、不安定な精神の示したある一時期の症状であったと考えるのが適当であろう。

トラウマは確かにさまざまな精神疾患を引き起こすことがある。しかしトラウマの影響を過大に評価するのは誤りである。人の精神にはトラウマを乗り越え克服したり、忘却し消去する力が生来備わっているからだ。

第二章

crazy for trauma

トラウマ狂い

一

精神医学の教科書を読むと、常識的に考えておかしいと思う記述がいまだに堂々と語られている部分が少なくない。強迫神経症、あるいは強迫性障害もその一つだ。

自分では不合理だと思っていても、それをやめると不安になるため、ある行為をやめられない状態を強迫神経症と言う。たとえば、ガス栓を締めたかどうか気になって何回も立ち戻っては確認するような行為がそうである。

強迫神経症（Zwangsneurose）という用語を用いたのは、フロイトである。フロイトは秩序を重んじ、頑固、吝嗇《りんしょく》などの性格傾向を持つものを肛門《こうもん》性格（anal character）あるいは強迫性格（obsessive character）と呼び、この性格を持つ強迫者（Anankast）は強迫神経症になりやすいとした。『標準精神医学』という教科書では、フロイト説について次のように解説している。

この性格傾向は、幼児期のしつけ、ことに肛門愛期におけるトイレット・トレーニングに展開される、子どもの欲求と親の干渉との相互関係の結果起こったパーソナリティと関連があるとされている。一見、礼儀正しく、慇懃《いんぎん》であるが、しかし、こうした行動は、攻撃衝動の打ち消し、あるいは反動形成、情動と判断の隔離、知性化などにより防衛されたもので、内心は、未分化な情動、ことに攻撃欲、支配欲などが隠れている。（中略）

「移ろいやすい愛など信頼できない」とばかり、「決して裏切らない」お金や地位にしがみつく傾向がある。（『標準精神医学』樋口輝彦他編　医学書院）

この文章を読んで、強迫神経症を理解できる方はまずいないことだろう（専門医でも同様である）。精神分析において、人間の本能的欲動を抑圧し無意識の領域に押し込む自我の働きを「防衛機制」と呼ぶ。この防衛機制の中で、「反動形成」とは受け入れられない感情や思考に対して正反対の行動や感情をとることであり、「知性化」というのは過度に抽象的な思考をとることである。このような防衛機制によって精神的安定と外界への適応を得るという。

さらにフロイトは、一歳から三歳までを「肛門期」と呼んだ。彼によれば、この時期幼児は排尿や排便をするときに快感を感じるが、自分の欲求をがまんしなければならないことが多くなり、現実的・合理的に判断する自我が発達すると主張した。そしてこの時期の親による抑圧（具体的には、厳しすぎるトイレット・トレーニングを指す）がトラウマとなり、後の神経症の発症に結びつくというのがフロイトの理論である。

私には、この理屈は理解できない。厳しいしつけが性格の形成に影響を与える可能性は否定できないが、それがなぜ思春期以降において強迫症状を引き起こすのか。あるいは、「お金や地位にしがみつく」傾向を生み出すのであろうか。

実際の強迫神経症において、親による厳しい幼児期のしつけが後年の症状の原因になっている場合はほとんどない。

白井美恵子さんは、小学校五年生の頃から髪の毛を抜く癖がみられた。中学に入るとそれがひどくなり、楕円形《だえんけい》のハゲを作るまでになってしまった。その後いったんこの抜毛癖は軽快したが、大学を卒業しアルバイトを始めてからまた悪化した。

それと共に確認癖がひどくなった。家から外出するとき、あるいは仕事をしている時など、何度も手順を考えないと不安で仕方がない状態になる。繰り返し同じことを反芻《はんすう》するため、人より余計に時間がかかってしまう。そのために仕事の能率が悪く、クビになりそうだった。

彼女は福井県の生まれである。子どもの頃から神経質だった。それは父親のせいもあったかもしれない。彼女の父親は変わった人だった。普通のサラリーマンだったが、家では急に態度が一変することがあった。白井さんは子どもの頃から何度も父親に理由なく殴られた記憶がある。単にそのときの気分で、父親は母や彼女に暴力を振るうのである。抵抗すると暴力がエスカレートした。抜毛癖は、そのストレスによるものかもしれなかった。暴力はあったが、彼女は厳しいしつけを受けたことはない。

東京に来て、父からのストレスはもうないはずだった。大学にはなじめなかったが、恋人もできた。結婚もする予定になっている。どうして調子が良くないのか、自分でも理由がわからない。白井さんはデプロメールという抗うつ薬を服用することにより確認癖はいくらか改善したが、完全な回復まではまだ時間がかかりそうである。

強迫神経症の強迫観念には、健常者も体験するものからかなり奇異なものまで様々である。人前で猥褻《わいせつ》な言葉を発しはしないか、いきなりだれかを殴りはしないか、などというものもある。強迫行為には電柱や敷石などの数が気になったり、つまらないことでも疑い理由を確かめないと気がすまないなどがある。一般に強迫神経症は難治性で、薬物の効果は不十分であることも多い。

二

「アダルト・チルドレン」という言葉は、精神科医の斎藤学氏によって広められた言葉である。一時流行語にもなったので、意味はよく知らなくても多くの人が耳にしたことはあると思う。このアダルト・チルドレンという言葉は元来遺伝学研究のための用語であり、「アルコール依存症患者を親に持つ成人した子供」を意味する。ここには特別な心理学的な意味は与えられていない。

ところがこの純粋に遺伝的な概念に、しだいに別の意味合いが付与されるようになった。これが一般的なアダルト・チルドレンの概念である。つまり「アルコール依存症という問題を抱えた家族の中で成長した大人」ということである。アルコール依存症という問題によって様々な家族内の問題が生じ（酒乱の父親による家族に対する暴力というような光景が最も古典的なものだろう）、その中で成長した子供は心理的な欠陥を持っているというのがその内容である。

斎藤氏はこの概念をさらに拡大させた。これが流行語としてのアダルト・チルドレンとなった。斎藤氏によるアダルト・チルドレンは、「親との関係で何らかのトラウマを負ったと考えている成人」である。親はアルコール依存症である必要はない。それどころか、表面的には真っ当に見える社会人でもいい。親から何らかの心理的な外傷体験（いわゆるトラウマ）を受けた場合、あるいは家族間の諍《いさか》いが見られ家族の機能が十分に働かなくなった場合、子供がアダルト・チルドレンになるという。

機能不全家族とは、たとえば仕事依存で子どものことが念頭にない父親だとか、病気で突然の入院を繰り返す母親などがいる家族がこれにふくまれます。酒も飲まないし、暴力もふるわないが、やたらに厳しく、冷たくて、子どもたちが恐れおののいて口のきけない父親などというのもこれに属するでしょう。子どもに手を上げることはないが、夫婦喧嘩《げんか》が絶えず、妻が家出を繰り返しているなどということがあれば、もちろん機能不全家族です。
アダルト・チルドレンの問題を、アルコール依存症者の家族の問題として限定せず、さまざまなタイプの機能不全家族のなかで生じた家族内トラウマの犠牲者に見られる後遺症という視点からとらえ直してみると、伝統的な精神医学の知識とアダルト・チルドレンという市民レベルの知恵の所産とがうまく通じ合うのではないかと思うのです。（『アダルト・チルドレンと家族』斎藤学　学陽文庫）

斎藤氏はアダルト・チルドレンの性格特徴として、以下のものをあげている。「周囲が期待しているように振る舞おうとする」「何もしない完璧《かんぺき》主義者である」「尊大で誇大的な考えを抱えている」「『ＮＯ』が言えない」「しがみつきと愛情を混同する」「被害妄想に陥りやすい」「他人に承認されることを渇望《かつぼう》し、さびしがる」「抑うつ的で無力感を訴える。その一方で心身症や嗜癖《しへき》行動に走りやすい」などである。

はたして斎藤氏がこのようなアダルト・チルドレンの概念を本当に信じていたのか、それとも単にマスコミ受けを狙《ねら》ったものであったのか、それは不明だ。ただ明らかに言えるのは、斎藤学流のアダルト・チルドレンは空疎《くうそ》な内容しか持たない概念であるということだ。さらに言えば、これは何にでも使用可能な危険な概念でもある。というのは、どんな家庭でも何らかの問題があるからだ。だからだれでもアダルト・チルドレンである可能性はあるし、さらには大部分の精神疾患の原因がアダルト・チルドレンであることで一応の説明がついてしまう。うつになるのも、パニック症状が出るのも、あるいはアルコールに依存するのも、すべてアダルト・チルドレンであるからと解釈される。さらに最も重要なのは次の点である。すなわち、この概念が古典的なフロイトの精神分析の焼き直し、あるいは単に言葉を変えた言い換えに過ぎない点である。

フロイトの理論はよく知られたものであるが、ここでその要点を述べると、次のようなことになる。「幼児期・児童期の主として性的な外傷体験が、思春期以降の精神疾患の隠れた原因となっている。その抑圧された『心の闇《やみ》』を明らかにすることが、病気の治療につながる」。

ここでフロイト理論の是非は論じないが、アダルト・チルドレンの概念は、フロイト理論の言い換えであることがわかると思う。つまり機能不全家族によって「心の傷」が生じ、後にＰＴＳＤなど様々な精神症状の原因となると言っている点はフロイトそのままである。

このような考え方は危険である。成長期に家族によってストレスを受けない個人はまずいない。したがって成人になって何らかの症状が出現すれば、時間的な因果関係が一見成立してしまう。父親から受けた暴言を病気の原因と主張している岡田美里のケースは、このいい例である。同じストレスを受けても、その影響は個人によって大きく異なるものである。本当に問題なのは、ストレスに対する感受性なのだ。

はたして「心の傷」とは実在するのか。医学的には「心」はイコール「脳」であり、「傷」があるのであれば、脳に何かの変化がなければならない。ベトナム帰還兵を対象とした研究では、ＰＴＳＤ症状が見られる対象では脳の海馬《かいば》と呼ばれる部分の萎縮《いしゅく》を認めることが報告されている。これは戦争による「心の傷」を証明する研究として高く評価されたが、その後の追試では一致した所見は得られていない。

フロイト理論自体にも、何の科学的証明もない。それは単に時間軸に沿って早く起こったことを後に起きたことの原因としているだけである。

このように実態のない理論であったにもかかわらず、アダルト・チルドレンという用語は一人歩きし、大勢の信奉者を生んだ。その理由は簡単である。アダルト・チルドレンという概念は、病気の症状や性格の問題の原因を、すべて患者の外部に求めるものだからである。したがって、すべてのことを親や他人のせいにできるわけだ。性格が内向的であるのも、うつ状態が改善しないのも、自分が悪いのではない。親かだれかのせいでこうなったと主張できるのである。

これは楽な考え方だ。病気の症状はまだしも、自分に都合の悪いことはみな周囲のせいにできるのである。もう一点この用語がブームになったのは、複雑怪奇で訳のわからない精神の病気が、一見明快に説明されたということもあったからかもしれない。

精神疾患のほとんどは、未《いま》だに原因不明である。なぜ自分にこんな症状が出現するのか、多くの患者は当惑している。理由がわからないのは、不安なものだ。だから不安を解消するために、多くの人々がこのジャルゴン（妄言）にすがったのであった。

三

トラウマ（「心的外傷」あるいは単に「外傷」）という言葉は、日常用語としてすっかり定着してしまった。私はこの言葉が嫌いである。外来を受診した患者が、「親との関係がトラウマになって具合が悪くなった」などというのを聞くと、思わずゾッとしてしまう。

トラウマというのは胡散《うさん》臭い言葉であり概念である。少なくとも私はそう思っているが、未だにトラウマ理論を信奉している人々が少なくない数いることは驚きだ。トラウマ理論を実証している疾患がＰＴＳＤであると一般には言われている。しかし先に説明したように、ＰＴＳＤのトラウマとなりうる事件は、日常的なものではなく、戦争など「死」に関連して人間の存在そのものを脅《おびや》かしかねない出来事である。親から怒鳴られた程度のことが、トラウマとは言えない。

生きていれば、無数のストレスがある。これは当然のことである。というより、生きること自体、ストレスそのものと言ってもいい。金がなく貧乏なのもストレスだし、顔やスタイルが悪いのもそうだ。勉強ができないのも、仕事が遅いのも、女（男）性にもてないこともストレスになる。だからトラウマ理論に基づけば、毎日の生活がトラウマだらけで、ほとんどすべての人がPTSDなどの病気ということになる。

このようなトラウマ信奉の源流はアメリカにある。一九五〇年代から六〇年代にかけて、アメリカで猛威をふるった精神分析とその亜流の影響は未だに根強い。これは精神医学や心理学の領域だけの話ではない。エンターテインメントの世界においても、登場人物たちの行動はトラウマ理論で説明されることが多い。

しかし、私はトラウマ理論を信奉する一般の人を否定しようとは考えないし、考えを正そうとも思わない。自分の辛《つら》い状況をそういう理屈で説明して当面の安心が得られるのであれば、それでもいいのかもしれないと思っている。

しかし、心の専門家と言うべき人々は、反省すべき点が多数ある。これまで一部の心理療法家たちは、精神疾患のいくつかは親の養育の仕方によるトラウマが原因であるとして、さかんに親を非難してきた。例えば自閉症などがこのケースにあたる。

さらにもっとひどい例がある。専門家である心理療法家がトラウマを捏造《ねつぞう》してしまうケースである。これが第一章で述べた「偽りの記憶」の問題である。このことは大きな社会問題となった。というのは、「偽りの記憶」によって患者の家族などが幼児虐待《ぎゃくたい》の加害者として告発され、刑事事件となることがアメリカで続発したからだ。恐るべきことに、その結果数多くの人が有罪判決を受け、服役することになった。

カウンセラーは、「心の悩み」を持った患者に尋ねる。
「あなたは、子どものころ、虐待された経験があるのではないですか?」
そうすると、何割かの患者は、それまで「忘れていた」虐待の体験を「思い出す」のである。加害者は父親であったり、家族の親しい友人であったりする。カウンセリングを続ける中で、虐待の記憶は次第に明確なものになってくる。そして患者は自分の精神的な不調が、そのような児童期の「トラウマ」が原因であることを自覚するのだ。

しかしこのような虐待の記憶は、ほとんどが捏造されたものであった。「偽りの記憶」の問題を告発した心理学者ロフタスの著作には次のような例がある。

メリーランドの女性は次のように書いてきた。「私どもは四年前に突然、どう考えてよいか分からないような理由で二十八歳の娘から告発されてしまいました。私たちが彼女に近親姦《きんしんかん》と性的虐待をしたというのです。娘は三か月の赤ん坊の頃、夫からレイプされ、幼児期には私から繰り返しレイプされたと言います。また二人の兄のうち一人は、彼女をずっとレイプし続けたと言います」(『抑圧された記憶の神話』E・F・ロフタス、K・ケッチャム 誠信書房)

アメリカでは「偽りの記憶」による被害者を守るために、「偽記憶症候群財団」が設立されている。さらに、偽りの記憶を誘発したカウンセラーや病院に対して損害賠償を請求することも起こっている。患者とその家族は、カウンセラーによって大きな苦痛と不幸を負わされたのだった。

日本ではこういう状況までには至っていないが、カウンセリング（精神療法）というものが、治療のように見えて逆に人格を破壊する恐ろしい力を持つことがあることを知っておくべきであろう。そして病気の程度が重いほど、カウンセラーによる患者の操作は容易になる。

いずれにしろ「トラウマ」や「ＰＴＳＤ」は国策としてもてはやされている傾向があるにもかかわらず、実際はごく空疎な内容しか持っていない。

それでは、カウンセリングや精神分析の原点であるジクムント・フロイトについては、どのように考えるべきであろうか。フロイトの学説に関して不思議な点の一つは、これまでまったく科学的な検証が行われていないこの理論体系が広く人々に受け入れられている点である。人間はこれほど無批判に、ある理論を受け入れるものなのであろうか（この点、ある種宗教的でもある）。

さらに言えば、二十世紀後半の高名な思想家と呼ばれる人々は、多かれ少なかれフロイトの流れを汲《く》んでいる。フーコーをはじめとして、構造主義者の多くは、基本的にはフロイト信奉者、フロイディアンなのだ。また通俗的な心理学の読み物においても、フロイトを種本としたものが数多い。日本でベストセラーになった『「甘え」の構造』（土居健郎 弘文堂）にしても、『ものぐさ精神分析』（岸田秀 青土社）もフロイト理論の二番煎《せん》じ、三番煎じ、あるいは単なる翻案であった。

フロイトの元々の理論は、非常に単純である。「心」というのは、巨大な堆積《たいせき》装置であると想定されている。幼児期、あるいは小児期から様々な「性的に」色づけされた体験が心の中に蓄積し、それがやがてある種のパワーを持つに至る。そして、思春期においてそれが病的な症状として出現するという。

この「性本位主義」がフロイト理論の特徴である。人間の体験は、すべてが性的フィルターによってとらえられる。世界は性のベールにより包まれている。これはある種の暴論であるが、なぜ多くの人に説得力を持ったのだろうか。

一つには「性」という言葉の曖昧《あいまい》さがある。フロイト理論においては、通常の男女関係以外でも、親と子供、あるいは同性間の関係も、すべて性的な関係という視点でみられる。つまりフロイト派にとっては、人間関係はすべて性的な関係ととらえられる。その代表的なケースが、エディプス・コンプレックスである。これは有名なエディプス王（オイディプス王）の悲劇から名前がつけられているものであるが、男の子が父親を亡《な》きものにしてまでも、母親を自分のものにしようという傾向を言う。

フロイトそのものへの批判も最近さかんになってきている。例えば、フロイトの理論を科学的な立場で徹底的に批判した『フロイト先生のウソ』（ロルフ・デーゲン　文春文庫）は多くの反響を呼んだ。確かにデーゲンの言うことは正しい。フロイトのジャルゴンである「無意識」にも「抑圧」にも、「トラウマ」にも、実はまったく科学性はない。どういうことかというと、これらは通常の科学的な研究から立証された概念ではなく、フロイトが自分で勝手に定めた理屈に過ぎないのである。しかし今のところ、精神医学の世界からフロイトを一掃しようという動きはない。それどころか、未だにその精神分析を支持する人は少なくない。

フロイトは有能なコピーライター（ジャルゴンライター）であったと言えるかもしれない。彼が新作した多くの造語は、百年の時を経過しても、いまだに生き続けている。フロイトが有能であったのは、人々がタブーとしていた「性」をうまくマーケットに乗せた点をあげることができるだろう。そしてフロイトのロジックに従うなら、理不尽で複雑な人生の問題をたちどころに説明できてしまう錯覚を与えたことによるのだ。

第三章
black dogs of depression
うつ病の黒い犬

一

SSRIというタイプの抗うつ薬がある。これは正式には「選択的セロトニン再取り込み阻害薬」といい、脳内のセロトニン濃度を上昇させる働きを持つ。セロトニンとは神経伝達物質と呼ばれる物質の一つで、脳内のホルモンのようなものと考えてもらえればよい。以前の抗うつ薬はさまざまな副作用があり、あまり使いやすいクスリではなかった。患者側からすれば、どちらかというと飲みにくいクスリだった。副作用として、口渇《こうかつ》、便秘、起立性低血圧などがみられたからである。

一九八〇年代にアメリカで使用が始まったSSRIは、以前のクスリと比較して非常に飲みやすいものだった。副作用はまったくないとは言わないまでも軽微で、気楽にビタミンでも飲むかのように服用できた。その代表的なものがプロザックである。プロザックというクスリは、アメリカ市場を制圧する。

一時アメリカではプロザックは夢のクスリのように言われた。これさえ飲めば、憂《ゆう》鬱《うつ》な気分はなくなる、あらゆる物事に対して前向きになれる、そんなことが宣伝文句になったりもした。

しかしそれはまったくの出鱈目《でたらめ》である。プロザックを始めとするＳＳＲＩの効果は、以前からある抗うつ薬と大差はない。プロザックも病気としての「うつ病」には効果はあるが、はっきりとした原因がある「うつ状態」や性格的な問題が大きい場合には効果は少ないか、ほとんどない。

これは医学的な事実であるが、今でもプロザックに対する信奉者は多い。ちなみに日本ではプロザックは未発売である。厚生労働省が認可したＳＳＲＩはわずかに三種類で、デプロメール（ルボックス）とパキシル、ジェイゾロフトのみである。欧米から十年以上の遅れをとっているわけで、一時は個人輸入でプロザックを手に入れることが流行した時期もあった。

ニューヨークのジャーナリストが書いた自伝的な作品『私は「うつ依存症」の女』の原題は、「プロザックの国」である。この作品はクリスティーナ・リッチの主演で映画化もされている。

主人公のリジーはユダヤ人で労働者階級の出身、幼くして両親が離婚し、母に育てられた。リジーは子供のころから優秀だった。しかし離婚した両親の諍《いさか》い、経済的な問題、恋人との別離などによって、彼女は不安定な精神状態に陥って行く。

すでにライターとしての才能を評価されていたリジーは、ハーバード大学に通い始める。彼女は魅力的で才能にもあふれ、その未来は明るく開かれているように映っていた。入学当初はすべてが上手《うま》く行っていた。ルームメイトのルビーと仲良くなり、ローリング・ストーン誌からは表彰され、ドラッグも男遊びも覚えた。だが次第に親友ルビーとの関係が険悪なものになり、父親の突然の訪問がそれに拍車をかける。彼女は「うつ」とドラッグに身を沈める。

リジーは精神科医スターリングの元に連れていかれるが、一向に回復に向かわない。感情のコントロールができず、周囲の人を傷つけ、自分自身も傷つける行動が続く。スターリング医師は、新しい薬の処方を決意し「プロザック」の投与を始める。その効果は著しく、リジーは落ち着きを取り戻し生活は穏やかになっていく。彼女はどん底の状態から這《は》い上がり、再び文章を書き始めることができるようになった。

しかしここに描かれているのは、本当に「うつ病」なのだろうか。私はこのリジーがうつ病であることに大きな疑問を感じる。

そしてある日突然、人生に生きる意味を見いだせなくなり、恐怖心ばかりがつのり、自己の存在が白紙に落とされた黒いシミのように思えてくるのだ。ある朝、目が覚めると、これから生きていくことが怖くなっているような感じだ。

精神や感情がすでに葬《ほうむ》り去られていると、肉体が朽ち果てるという死に至る過程も単なる儀式のように思え、生きる上での恐怖感もなかった。あるのは、まるで熱い火箸《ひばし》が脊髄《せきずい》をはさんでいるような、全神経を圧迫する、どうにも耐えがたい苦痛だけだった。（『私は「うつ依存症」の女』エリザベス・ワーツェル　講談社）

これがうつ病の症状であるとは、私には思えない。リジーは恋人が四六時中自分のことを考えてくれないと言っては死にたくなり、父親が自分のカウンセリングの費用を支払ってくれないためにまた死にたくなった。恋人が家族の世話のために会えないと言うと、一日に最高で二十七回電話をかけて自分を愛しているかどうか確認しなければならなかった。

対人関係に脆《もろ》く、ドラッグに溺《おぼ》れ、他人に攻撃的になったかと思うと、死にあこがれ大量服薬を繰り返すリジーの心性は、典型的なうつ病というよりも、境界例（ボーダーライン）に近いものがある。プロザックを好んで服用している人々は、実際のうつ病患者も少なくないが、このリジーのような病気とは言えない「うつ状態」の人も実は多い。

二

うつ病のことを「黒い犬」と呼んだのは、イギリスの首相であったウィンストン・チャーチルであることはすでに述べた。これは言い得て妙な表現だ(もっとも「黒い犬」という言い回しはチャーチルのオリジナルではなく、古くからある言葉らしい)。チャーチルは自分の病気のことを、「黒いうつ」とも言っている。

うつ病についてはすでに多くのことが語られているので、詳しい説明は不要かもしれない。うつ病は以前、内因性うつ病と反応性うつ病に二分されていた。内因性うつ病は、より病気としての性質の強いもので、症状も重く遺伝的な要素も大きい。これに対して反応性うつ病は、心理的な出来事や環境の影響で発症するものである。とはいっても、実際の病気においては、両方の要素を併せ持つ場合が少なくない。ここではまず、内因性うつ病を発症した著名人のケースについて述べる。

チャーチルは古くからの貴族の家系の出身で、高名な政治家ランドルフ・チャーチルの長男として生まれた。彼の出生は一八七四年で、ヴィクトリア女王の統治下、イギリスは繁栄の絶頂期にあった。

チャーチルの母はアメリカ人であった。父ランドルフは公爵家《こうしやく》の三男で大蔵大臣まで務めたが病のため政治活動から引退している。ランドルフの病気はうつ病であるとも、進行麻痺《まひ》、脳腫瘍《のうしゆよう》であるとも言われている。

チャーチルは文筆家としても著名で多くの著作があり、「第二次大戦回顧録」によってノーベル文学賞を受賞している。ドキュメンタリー以外に、「サヴローラ」という冒険小説も出版した（これは『ゼンダ城の虜《とりこ》』に触発されて書いたという）。絵画の評価も高い。チャーチルは二十世紀における最良の政治家の一人と称《たた》えられ、アメリカのケネディ大統領は、「我々の時代の中で、人類の歴史の舞台に登場した、最も尊敬され、最も栄誉ある人物」と賛辞を送っている。

チャーチルの性格はいわゆる循環気質に属するものだった。彼は積極的、行動的で、困難も笑顔で乗り切ってしまう豪放さを持っていた。多くの友人、知人から慕われる一方、他方では自分の意見に固執する傾向があり、頑固で怒りっぽかった。政敵に対しては徹底して戦い妥協はしない一方、謀略を働くことは決してなかったことは有名である。

チャーチルのうつ状態は、その多くが政治的な敗北などの状況因によって誘発されている場合が多かった。

二十四歳、南アフリカでボーア人の捕虜となり収容所に監禁されたとき、彼には激しい抑うつ状態が出現した。チャーチルはこれを「暗黒の気分」と呼んだが、自ら収容所を脱出することにより改善した。この時彼はインド、エジプト、スーダンなどで従軍後ジャーナリストとして活躍しており、モーニングポスト紙の記者として戦地に赴いていた。

チャーチルは二十九歳頃、情動が不安定となっている。彼はこの四年前、二十五歳の若さで下院議員に初当選していたが、国会での演説中に突然言葉を失い、混乱した様子で手で顔をおおって、椅子《いす》に座り込んでしまったのである。このときは父ランドルフと同様に、不幸な転帰をたどるものと周囲の人からは噂《うわさ》されたという。

その後精神状態が安定したチャーチルは重用されたが、第一次世界大戦におけるダーダネルス作戦の失敗の責任をとらされ海相を罷免《ひめん》され、一時国会の議席も失った。この頃、抑うつ気分、悲哀感・絶望感が強くなり、一時的に希死念慮の出現もみられた。彼の抑うつ状態は数週間の単位で改善と悪化を繰り返した。四十代から五十代における不遇な時代、このような抑うつ状態はしばしば出現したが、チャーチルはそれによって政治活動のペースを緩めることはしなかった。
一九三〇年代、ナチス・ドイツに対してイギリスは宥和《ゆうわ》政策を取り、ヒトラーの侵攻を黙認した。これに対して首相になったチャーチルは、国民を鼓舞してナチスと真っ向から戦うことを主張した。この時期彼は疲れを知らない不眠不休の奮闘をし、躁《そう》状態にあった可能性もある。

大戦後チャーチルはいったん政権を失ったが、一九五一年に再び首相に返り咲いている。七十代で二度目の首相の座を去った後、健康状態もおもわしくなく、抑うつ気分と無力感が遷延《せんえん》した。「私は終わった。私にはもう何もすることはない」と周囲に悲痛な調子でもらすことが多かった。

チャーチルは主治医であったモラン卿《きょう》によって診察を受けていたが、彼の時代まだ現在の抗うつ薬は開発されていなかった。彼は抑うつ状態が重い時には、中枢《ちゅうすう》神経刺激薬（アンフェタミンらしい）の投薬を受けていたと言われている。

チャーチルが政治家として活躍を始めた二十世紀の初頭、精神医学の研究がさかんに行われていたのはドイツを中心としたヨーロッパ大陸で、現在につながる多くの重要な知見が登場している。クレペリンをはじめとし、ブロイラー、フロイト、ユングなど精神医学の巨人達が活躍したのがこの時代であった。

それに対してイギリスの精神医学は大きな遅れをとっていた。一八六〇年代にロンドンで初めて精神医学の講義がなされたが、精神医学の研究は一九二〇年代までほとんど行われていなかった。イギリスの高名な精神科医モズレーが私財を投じて精神医学専門の病院と研究所を設立したのは、一九二三年のことである（これが現在のモズレー病院と精神医学研究所になっている）。

向精神薬が開発される以前、薬物療法としてはアルカロイド系の鎮静剤が主として用いられていた。その後クロラールと臭素化合物が、不眠を改善する睡眠薬として投与されるようになった。チャーチルが政治家として活躍した一九三〇年代から四〇年代において、精神疾患の治療の主流はインスリンショック、電気ショックなどのショック療法であった。チャーチルの時代に抗うつ薬があったら、彼はさらに活躍していたに違いない。

もう一人、うつ病に罹患《りかん》した著名人をあげたい。わが国の生んだ最大の文豪、夏目漱石である。

漱石に関しては多くの病跡学的研究が行われているが、うつ病という他に様々な説が提唱されている。漱石には幻聴や被害妄想がみられたことから、精神分裂病（統合失調症）という説も唱えられている。ただ彼の病状は周期性の悪化を示し、統合失調症のように慢性・進行性のものではなかった。

彼の病気の発症は、二十七歳頃と言われている。抑うつ気分が増悪《ぞうあく》し、厭世《えんせい》的、被害的となることが多くなる。発症のきっかけは恋愛問題であるとされることがあるが、これは漱石の一方的な恋愛妄想であった。漱石は通院していた駿河台《するがだい》の眼科医院の待合室で会った女性に妄想を抱き、彼女と彼女の母が漱石との結婚を熱望し、当時漱石が下宿していた寺の尼たちに様子を探らせていると確信してしまう。さらに幻聴なども出現したが、約一年で改善している。

その後しばらくは安定した状態だったが、ロンドン留学中（三十五歳時）に、抑うつ状態が再燃した。下宿先の家主に対する被害妄想、幻聴などがみられ、下宿先を短期間で転々としたことはよく知られている。彼は悲観的で自閉的な状態となり、漱石が発狂したという情報が日本に届いた。下宿先の女主人は漱石について、「毎日毎日幾日でも部屋に閉じこもったなりで、真っ暗の中で、悲観して泣いている」と述べている。

次はロンドンでの被害妄想のエピソードである。街で乞食《こじき》が金をねだるので、漱石は銅貨を一枚手渡した。ところが下宿先に帰り便所に入ると、同じ銅貨が一枚便所の窓にのっていた。漱石は下宿の主人が探偵のように自分をつけて自分の行動を細大漏らさず見ているのだと確信し、憤慨したという。

幸いなことに帰国後このような症状は改善し、漱石は東京帝国大学の講師をへて朝日新聞に入社し、旺盛《おうせい》な創作活動を行った。四十五歳ごろより、再び以前と同様の抑うつ状態となり、症状は亡《な》くなるまで断続的に遷延した。家族や女中などにたいする被害妄想が出現している。幻聴も頻繁にあり、女中が自分の悪口をいっていると文句をいい、電話のベルを気にし、受話器を外しっ放しにしたりもした。睡眠障害のため早朝覚醒《かくせい》がみられると、家人を起こして回る奇行もみられた。

漱石は治療は受けていないが、日本の精神医学の父と呼ばれ東大精神科教授であった呉秀三の面接を受けたことがある。このように精神疾患のため苦しい生涯を送った漱石の作品が、長い年月を経ても多くの人々に支持されていることは実に不思議なことだと私には思える。

身近な人にとって漱石の病気は恐怖そのものだったようである。被害妄想などの病的な症状が嵩《こう》じると、彼は家族にあたり散らした。夏目漱石の次男でジャーナリストでもあった夏目伸六氏は、ある晩見世物小屋が並ぶ神社の境内で、突然漱石の怒りの発作を浴びた。

「馬鹿《ばか》っ」

その瞬間、私は突然怖《おそ》ろしい父の怒号を耳にした。が、はっとした時には、私はすでに父の一撃を割れるように頭にくらって、湿った地面の上に打倒れていた。その私を、父は下駄ばきのままで踏む、蹴《け》る、頭といわず、足といわず、手に持ったステッキを滅茶苦茶《めちゃくちゃ》に振り回して、私の全身へ打ちおろす。(中略)ただじっと両手で顔を蔽《おお》うたまま、思い出したように声を慄《ふる》わして泣きじゃくるばかりだった。そしてその合間合間に、はなや、涙を一緒くたにズルズル咽喉《のど》の奥へ吸いこみながら、私は先へ行ってしまった父の後からやっとの思いでトボトボついて行った。(『父・夏目漱石』夏目伸六　文春文庫)

前述したように、漱石の精神科的な診断については意見が分かれている。彼の病気の経過は、病相期があり周期的に悪化しているがほぼ完全な寛解を示していること、精神症状として抑うつ状態だけでなく幻覚・妄想も同時に出現していることを考慮するなら、「精神病症状を伴ううつ病(精神病性うつ病、あるいは妄想性うつ病)」と考えるか、非定型精神病とするのが適当かもしれない。

うつ病患者は近年急増している。うつ病および躁うつ病と関連する疾患を、気分障害と総称する。厚生労働省では三年ごとに全国の医療施設の入院、外来患者数の調査を行っている。これが患者調査である。一九九九年の調査では、調査日における気分障害の総数は六万四千百人（入院二万五千五百人、外来三万八千六百人）であったが、二〇〇二年にはこれが九万千三百人（入院二万六千四百人、外来六万四千九百人）と約一・五倍に増加した。うつ病患者の平均診療間隔はおよそ二週間であるので、全国で約九十万人のうつ病患者が継続的に外来受診している計算となる（平成十一年、平成十四年患者調査、厚生労働省）。

三

さらに過労自殺の増加も、うつ病の増加と密接に関連している。長時間労働など過酷な労働条件によって、うつ病、うつ状態となりその結果自殺に至るものが過労自殺である。こうした過労自殺が、近年多数みられ、労災として認定されるケースも増加した。二〇〇四年度の精神障害に関する労災申請五百二十四件、およびその認定数百三十件は、いずれも過去最高であった。精神障害に関する労災申請数は一九九八年度に四十二件のみであったものが、六年で十倍以上に増加しているのである。

うつ病の生涯有病率は約十五パーセントと言われている。さらにその六か月有病率は三〜五パーセントである。したがって日本においては、常時三百万から六百万人あまりのうつ病患者が存在している。うつ病はだれにでも起こりうるありふれた病なのだ。

最近、自らがうつ病であることをカミングアウトする芸能人や作家が増えている。俳優の竹脇無我や、アナウンサーの小川宏は、うつ病の体験を著作にしている。そのような中で、不慮の事故で亡くなった作家の中島らも氏は、自ら躁うつ病であることを著作で述べている。『心が雨漏りする日には』（青春出版社）には、彼のうつ病の体験がリアルに描写されている。

おれの頭の右と左にそれぞれ天使と悪魔が浮かんでいる。青い透き通った少女や小人と違って、この幻覚は直接おれの脳に働きかけてきた。

悪魔の方は、

「お前なんかいずれ才能も尽き果てて、何も書けなくなって、癌《がん》かなにかの病気になって苦しみながら死んでいくんだ。どうせそうなるんだから、今のうちに自分で死んでしまえ」

と囁《ささや》く。

天使の方はそれに反論する。

「何をバカなことを言っている。お前にはこれから書く作品もあるし、愛《いと》しい人たちもたくさんいる。死ぬなんてとんでもない」

おれに向かって天使と悪魔が、自分のアイデンティティを賭《か》けて交互に囁き続けるのだ。

中島氏の心の中ではついに悪魔が勝ち、彼は飛び降り自殺を決意し、十八階建てのマンションに向かおうとした。そのとき、偶然訪ねてきたマネージャーによって彼は自殺を思いとどまった。中島氏は精神科を受診し、うつ病の治療のために入院する。ユーモラスなエッセイや小説を数多く生み出した作者が、このような重症のうつ病に罹患していたとはなかなか信じられない人も多いと思う。

しばらく前にロンドン在住の知人の女性から相談を受けた。彼女のボーイフレンドであるイギリス人男性が精神的に不安定になっているので意見を聞きたいということだった。

その恋人は、知り合った当初はすごく元気で普通だった。それが数か月後から、様子がおかしくなってきて、最近は電話で話をすることもできない状態だという。朝からほとんど口がきけない日もあり、そんな時には枕《まくら》から頭が上げられなかった。本人が言うには、一年前に十年間一緒に暮らした女性に去られ、もの凄《すご》い「ディプレッション」に陥り自殺未遂を二回した。その一年後の現在、仕事でも閑職に追われ、再びひどい「うつ状態」に陥った。頭の中が「壊れたレコード」のようになり、繰り返し同じことをぐるぐると考えてしまうという。

彼女は初め色々と助けてあげたいと思い、彼に対する努力を惜しまなかった。しかし、何をしてもうまく伝わらず、彼はひたすら自分を責めるとともに、彼女に対しては被害妄想のような言動が増えた。

全く覚えがないのに、「この間エレベーターから降りてくる黒髪のグッドルッキングな若い男に色目を使った」とか「車の外をとおりかかった白いTシャツの男に目配せをした」などと言われ、あまりのことに彼女の方も怖くなってしまったという。

元々は気弱で優しいタイプにもかかわらず、彼女に対する被害妄想は強く、「なぜキミは派手な服装をして色んな男の目をひこうとするのか、色目を使ったりするのか」と言って責めたりもした。

そしてついに「キミはボクにとってベストフィットじゃない。一緒にいるとuncomfortableでunhappyだ」と別れを一方的に言われ傷ついたが、すぐその後に「明日会おう」などと言われ、「めちゃくちゃ混乱」してしまったという。しかしその後も彼の言動は毎日のように変化し、彼女はどうしていいのかわからなくなってしまった。

この男性が再発性のうつ病に罹患していることは明らかである。しかも単に抑うつ気分、不安感、希死念慮などの通常みられるうつ病の症状に加え、被害妄想などもみられるため病識が十分にない状態だった。このように妄想を伴ううつ病を精神病性うつ病、あるいは妄想性うつ病と呼び、一般には治療が難しい（漱石と似た病像である）。

彼は心理療法家によるカウンセリングは受けていたが、まったく服薬していなかった。その根底には服薬することや医者に対する不信感があったのではないかと思う。

彼女はこうした状況にすっかり参ってしまい、自分に責任があるのではないかと思いつめるようになった。私はきちんと抗うつ薬による薬物療法を彼に勧めるように話した。さらにカウンセリングは現状では効果がないと思うので、当面はやめるように言った。

約三週間後、彼女からメールがきた。クスリを飲み出してから、彼は見違えるように改善したという。さらに一か月たつと、めきめきよくなり、仕事も始めたということだった。まるで別人のようで、明るくて陽気で、ノンキで優しくていい人になった。

私はクスリを継続して服用し続けるように彼女にアドバイスした。それに対して彼女の恋人は、日本人はクスリ好きで困る、もうすっかりよくなったのでクスリはやめると言ったらしい。

私は欧米の研究者はうつ病が改善してからもクスリを止めないことと、急性期と同じ量のクスリの服用を勧めていると伝えたが、それに対する返事はもらえなかった。結局彼はクスリをやめたが、その後は安定した状態が続いているということだった。

うつ病には様々なタイプがあるが、遺伝的な規定の大きい内因性うつ病に対し、反応性うつ病はわかりやすい病気である。会社で仕事を失敗した、恋愛がうまくいかなくなった、あるいは身近な家族と死別したというようなことが原因でしばしば人はうつ状態になる。この状態が次第に重症になり、長々と続く。初めはだれでも思い当たる程度の症状だが、次第に必死にもがいてもそこから抜け出せなくなってしまう。このようなケースは巷《ちまた》に数多くみられる。

三木正子さんのケースはそのような典型例だった。

彼女の生まれは栃木の田舎だった。高校を卒業した後、上京して専門学校の英語学科に入った。やがて同じ学校の同級生と付き合うようになる。授業には期待していたようなものはなかった。高校の退屈な授業とさほど変わりはない。専門として仕事に生かせるような内容ではなかったからだ。

就職はうまくいかなかった。結局派遣会社に登録し、事務職を紹介してもらうことになった。それから七年あまりで、五か所職場を変わっている。仕事は嫌ではなかった。真面目《まじめ》に働くので、いつも評判はよかった。しかし自分では、面白さややりがいを感じたことはなかった。

その間も恋人とはずっとつきあっていた。三年前からは一緒に暮らすようになった。それは彼の方から言い出したことだったが、自分もうれしかった。もうすぐ結婚しようとも言ってくれていた。

相手は平凡な人だった。要領がよくないので、仕事はうまくいっていないようだった。彼が働いていたのは、中古車販売の店だ。

ところが一緒に暮らしてから、彼との仲はギクシャクするようになる。些細《ささい》なことで口論が絶えない。家事は分担すると決めていたのに、彼はまったくやろうとしなかった。疲れていても、食事の用意は彼女の役目だった。

前はよく二人で出かけていたのに、そういうこともほとんどなくなる。「こんなことなら別れよう」と言ったのは、彼女の方だった。まさかそれが本当になるとは思わなかった。「自分もそうするのがいいと思っていた」と彼は言い、ある日帰ってみると、彼の荷物が無くなっていた。

彼女にはこの現実が信じられなかった。別れた人のことを考えると眠れない。一睡もできない日もあったし、眠れても眠りは浅く寝た気はしなかった。だからといって、昼間眠れるわけでもない。眠るためにアルコールを飲むようになった。それもたいして効果はなかった。

食欲もなくなった。食べなくてはと思うが、食べると気分が悪くなり吐き気がした。めまいや動悸《どうき》もよく起こった。自然に涙が出てきて、体が震えてしまうこともあった。こういう状態のため、彼女は仕事をやめて精神科を受診した。安定剤と睡眠薬をもらって飲んだ。少しは眠れるようになったが、気持ちは改善しない。

心配した両親が地元に連れ帰った。それがかえってよくなかったようだ。家に帰ってから、死にたい気持ちが強くなる。正子さんは、地元の精神科に三か月あまり入院した。病院の中では安心して過ごせた。少しクスリが強い気もしたが、かえって何も考える必要がなくてよかったようだ。死にたい気持ちも薄らいだ。両親は地元に残ってほしいようだったが、もう一度東京でやり直そうと正子さんは思った。

私が彼女と初めて会ったのは、正子さんが再上京してからのことだ。丸顔の明るい表情の、魅力的な人だった。受け答えは丁寧だった。

「仕事はもう始めています」

そう彼女は言った。

「彼のことを思い出すとおかしくなりそうだけど、忙しくしていれば大丈夫です。土曜日も学校に行っているんです」

正子さんは社会福祉系の専門学校の名前をあげ、将来は福祉関係の仕事に就きたいと話した。経過は順調なように思えた。しかし、うつ病は急に彼女を再び襲った。以前つきあっていた男性に連絡をしたのだと彼女は言う。それがよくなかった。相手に新しい彼女がいることがわかったからだ。それから自分の感情を抑えられなくなった。少し時間があると、そのことばかり考えるようになった。いつまでも涙が止まらないと言う。

また、入院したいと正子さんは言った。私は抗うつ薬を増やして、一週間だけ経過をみることにした。次の週、晴れ晴れとした顔で彼女は病院に来た。会社を変わることにしました。今度は貿易会社の事務です。そう決めたら、気分が晴れてきましたという。

確かにその後の状態は安定しているようだった。仕事は忙しく、十時近くまでの残業も稀《まれ》ではなかった。それでも専門学校への通学も続けていると彼女は言った。

私には見抜けなかったが、それは見せかけの元気さだった。ある時、彼女の母親から電話が入った。

「手元にあったクスリをすべて飲んだのです。連絡がとれないのでもしやと思って、私がアパートに行き部屋を開けてもらって見つけました。幸い、命に別状はありませんでした。いろいろお世話になりました。救急病院を退院した後、今実家に連れて来ています。しばらくこちらで静養させようと思います」

そう言うと、母親は電話を切った。

うつ病の発症と関連する誘因、状況因には、様々なものがある。過労やストレス、恋愛問題、経済問題などはわかりやすいが、職場における昇進、家の新築や引越しなどもうつ病を誘発することがある。また目標の達成によって負担が軽減することが発症を促すこともあり、これは「荷下ろしうつ病」と呼ばれている。

第四章

les enfants terribles

恐るべき子供たち

一

当初「行為障害」とは聞きなれない言葉だった。マスコミに流布《るふ》されるようになったのは、神戸の連続児童殺傷事件の犯人酒鬼薔薇聖斗《さかきばらせいと》に対し、この診断名がつけられたのがきっかけである。

行為障害の症状のカテゴリとしては、「人や動物に対する攻撃性」「所有物の破壊」「嘘《うそ》をつくことや窃盗」「重大な規則違反」などがあげられている。アメリカ精神医学会の診断基準（DSM－Ⅳ）によれば、「他者の基本的人権または年齢相応の主要な社会的規範または規則を侵害することが反復し持続する行動様式」とある。この病名は原則小児に対するものであり、重大な問題児であるということを意味している。

しかし実際のところ、「行為障害」という概念はあっても「行為障害」という病気は存在していない。これは明確に分類されない患者に対する便宜的なカテゴリにすぎない。つまりは、十八歳以下で何らかの反社会的な問題行動が繰り返されるケースにおいては、ほとんどを「行為障害」にあてはめることができるのである。

行為障害が、脳の病気が原因で起こることもある。

私が高橋三郎君に最初に会ったとき、彼はまだ十歳だった。父親はサラリーマン、母親は平凡な主婦である。三郎君は幼少時より病気がちで、おとなしい子供だった。水泳教室などにも通ったが、小学校での成績は中位で目立たなかった。

異変が起きたのは八歳のときだった。高熱とともにけいれん発作を起こし、意識を失った。家族は急いで三郎君を大学病院に連れて行き、そのまま小児科に入院となる。診断はウィルス性脳炎だった。一時は生命の危機もあったが、一か月ほどの入院で、幸い三郎君は回復した。

三郎君の精神状態が変調したのは、退院して三か月目からだった。彼は急に親の言うことをまるできかないようになった。部屋を片付けるように注意すると、「お世話になりました。さようなら」と言って家を出て行こうとする。ゲームのカセットをなくしたことがわかると、急に興奮し「死んでやる」と言って、ベランダから飛び降りようとするので慌《あわ》てて引き止めたこともあった。

彼の一番の「行為障害」は、性的なものだった。学校の教室や路上で自分の性器を露出させたり、みなが見ている校庭で脱糞《だっぷん》したりすることもあった。最も問題なのは、自分より年下の男子児童に対するいたずらだった。三郎君はおとなしく自分の命令を聞く年下の男子を見つけると、人気のない場所に連れて行きその児童の性器をいじったり、なめることを繰り返していたのである。

このような男児に対する偏愛は、二〇〇三年に長崎市で起きた四歳男児が被害者となった誘拐殺害事件を思い起こさせる。この事件の犯人は十二歳の中学一年生の男子生徒だった。彼は市内北部にある家電量販店に両親と買い物に来ていた被害者に声をかけ、約四キロ離れた駐車場の屋上に男児を連れ去った。

三郎君と同様に、加害者の少年は男児の性器に異常な興味を持っていた。彼は連れ出した男児を全裸にするとハサミでペニスを傷つけ、男児が泣き叫ぶとパニック状態になって屋上から放り投げて殺している。

高橋三郎君は異常な行動のため地域の鼻つまみものになった。彼は児童相談所の一時保護所に収容された。しかし、そこでも彼は他の男児のペニスをなめるという行為を繰り返した。このため、児童相談所では扱いに困り、彼は精神科に入院になった。

私の前に連れてこられた三郎君は一見してだらしないところもなく、ほがらかな普通の子供に見えた。特に興奮する様子もなく礼儀正しかった。

しかし、翌日からは一変して馴《な》れ馴《な》れしい態度に変貌《へんぼう》していた。「賽銭《さいせん》ドロ四回、万引き一回、いたずら一一〇番一回、人の鍵《かぎ》を壊したのが一回、パンツを降ろしたのが五十回以上」「あと家出が十二回、自殺が五回、四回は飛び降りで一回はベルトで首を絞めた」などとあっけらかんと言う。

さらに、「ぼくが好きなのは、自分より年下で、三年生、四年生の男」「女は興味ないの、男が好き、幼稚っぽくって、うんとかすぐ言いそうな子がいい」などと語った。病棟内での行動も次第に荒々しくなった。病棟の廊下を縦横無尽に走り回る、休憩室のポットに食塩を入れる、医師を蹴《け》ったり飛びついてくる、看護婦の手を自分の性器になすりつけようとするなどの行為が頻繁にみられた。まさに「行為障害」である。

担当の医師に対する逸脱行動は特に連続した。

「先生、ぼく前に男の子とセックスしたの、こうやって体をぎゅっとするとできるんだよ。先生、ぼくとセックスしようよ」

そう言って、医師に抱きついてくることもあった。

三郎君はこういうことを冗談で言っているわけではなかった。彼は自分のしたいことを本気で話していたのである。三郎君はその後、向精神薬を増量した状態で鎮静化され、小児精神病院に転院となった。

三郎君には、MRIで脳の側頭葉（脳の側頭部にある部分）に萎縮《いしゅく》所見がみられた。ウィルス性脳炎の後遺症だった。側頭葉は記憶と言語の中枢《ちゅうすう》として知られているが、その障害によって情動、人格面でも大きな変化がみられることがある。

両側の側頭葉を切除したときに認める症状を、クリューヴァー・ビューシー症候群と呼ぶ（これは元来はサルを対象にした研究から得られた結果である。クリューヴァーとビューシーは発見者の名前）。この症状として、情動行動の変化と性行動の変化が含まれており、性行動については、「性行動の亢進《こうしん》、同性間性行動や自慰行為の増加を認める」とされている。これは三郎君の症状とかなり一致している。

彼の症状が軽快し、病院から退院するのはなかなか難しいことと思われる。

二

島本孝さんは、現在二十歳である。彼は小さい頃から手のかかる子供だった。発育も遅れがちだったが、よく熱を出したり嘔吐《おうと》したりもした。幼稚園に行っているときは、変わった子供と言われた記憶がある。島本さんは、他の子供と普通に遊べなかった。周囲に他の子供がいても、一人でミニカーを並べたり、何時間もじっとテレビを観《み》ていることもしばしばあった。

彼は小学校に入ると落ち着きのない生徒になった。授業に集中できない。集団生活になじめず、注意されると怒鳴り返したり、けんかになる。成績は不良だった。通知表は大部分1か2だった。

彼が家族に暴力を振うようになったのは、中学一年のころからである。気に入らないことがあると、両親や弟に対して「あやまれ！」と言って殴り続けた。「金を出せ」「本を買え」などと要求が多くなり、家族は暴力を恐れて要求に従う。高校に入学すると暴力はさらに激しくなって、家族の手には負えなくなった。精神科を受診したら「精神分裂病」といわれ、ある公立病院の精神科に入院した。その後彼は数回入退院を繰り返したが、状態は一進一退だった。

両親はこれまでの病院では症状が改善されないし、信用できないと言って転院を考えた。私のところに島本さんが回されてきたのは、その後すぐのことだった。

島本さんの経過を通じて、幻覚や妄想などはみられなかった。しかし、「ドミニカに行って野球でプロになる」「早稲田に入って小室哲哉と同じようにデビューして、大金持ちになる」など、非現実的なことをしばしば話した。彼は野球とも音楽ともそれまでまったく縁はなかったのにである。家にいると、家族に対する暴力や暴言が相変わらずみられた。

　私が初めて島本さんに会ったとき、彼の対応は穏やかだったが、年齢に比べてどこか幼い印象があった。

「早稲田に入るため、受験勉強をしているんです」

　彼は私に会うなり、そう言った。

「早稲田に入って何がしたいの？」

　彼はそこで、少し考え込んだ。

　もちろん彼の実力では早稲田どころか、合格可能な大学はほとんどなかった。実際受験した大学はすべて落ちていた。早稲田は難しいから他にも考えた方がいいのではないかと私が言うと、彼はそれに答えて言った。

「だから、早稲田が駄目だったら、アメリカの大学に行きます」

　彼は「だから」という単語にアクセントを置いて言った。当然わかっていることをどうして聞くのかと言いたいようだった。

「アメリカの大学が日本に分校を出してるんです。一年日本でやって、その後にアメリカに行く」

アメリカに行ってどうするのか、と私は聞いた。

「大リーグに入るか、スターになる」と彼は自信を持って答えた。

入院中、彼が激しく興奮することはなかった。しかし両親の面会があると、態度が豹変《ひょうへん》した。散歩をしているときなど、笑顔で対応していたかと思うと、突然「すぐにジュースを買ってこい」「ぶっ殺すぞ」などと家族に大声をあげたりする。二か月ほど入院したが、島本さんの状態が大きく変化することはなかった。

島本さんの診断はアスペルガー症候群である（アスペルガーというのは、この病気を提唱した医師の名前である）。アスペルガー症候群の診断は難しい。ＡＤＨＤ（注意欠陥多動性障害）とも自閉症とも、共通している点が少なくない。言語発達の遅れはみられないが、社会性の発達に問題があり、興味や関心が限られ、集団行動がとりにくいという特徴がある。

医師の司馬理英子氏は、アスペルガー症候群の言語の特徴として、「一方的でまとまりがない」「唐突な話し方をする」「イントネーションの使い分けができない」「同じ表現を繰り返す、細かい表現にこだわる」などの特徴をあげている（『のび太・ジャイアン症候群４　ＡＤＨＤとアスペルガー症候群』司馬理英子他　主婦の友社）。次は同書にある中学生のケースである。

J君はいつもていねいな言葉で、「〜です」「〜ます」ときちんと話します。ていねいなだけでなくかた苦しい感じがする話し方で、友だちからは「変なヤツ」などと言われて敬遠されています。J君がちょっとしたからかいを真に受けて反応するので、それをおもしろがって、わざとしつこくいやがらせをしてからかう子もいます。（中略）

ある初夏の日、クラスメートがあまりしつこくからかうので、それまでぐっと我慢していたJ君は思わずカッとなって、持っていたシャープペンで相手の手を傷つけてしまいました。先生はJ君の言い分も聞かず、「何があっても相手を傷つけるのは許せない」と厳しく叱《しか》ったので、J君は上ばきのまま学校を飛び出して家に帰ってしまいました。

アスペルガー症候群は小児で約〇・三パーセントみられるという報告があるが、正確な数は不明だ。長崎市で起きた男児誘拐殺害事件において犯人の少年がアスペルガー症候群である可能性が指摘されたが、アスペルガー症候群と犯罪傾向を結びつける明確な証拠はない。

アスペルガー症候群は自閉症の類縁疾患で、発達障害の一種である。したがって「病気」として考えるべきものである。これに対して先に述べた行為障害は診断名として使用されることはあるものの、実際は特定の行動パターンを示す症例をそう呼んでいるに過ぎない。したがって、アスペルガー症候群に行為障害が合併することも起こりうる。

ＡＤＨＤという言葉が一般に知られるようになったのは、『片づけられない女たち』がベストセラーになってからである。この本を読んで、自分もＡＤＨＤではないかと精神科や心療内科を受診する女性が急増した。

道村澄子さんもその一人だった。自分はＡＤＨＤもしくはＡＤＤ（注意欠陥性障害）ではないかと思うと彼女は診察室で私に語った。

「『片づけられない女たち』に記載している内容が、自分にぴったり一致しているのです」

彼女のあげた症状は次のようなものだった。

「考えていることがまとまりがない。落ち着きは昔からなかった」

「物忘れがひどく、仕事で初歩的なミスが多い」
「文章が頭に入らない」
「音に敏感で、頭の中に常に雑音が響いている」
「片付けは全くできない」
「注意力、集中力の維持が困難」

澄子さんは、最近憂鬱《ゆううつ》な気分になることが多いとも述べた。気力がなく、自分が決めたことも実行できないという。話を聞くと、彼女には心労が重なっていた。数年前から母親がギャンブルに走るようになり、よく金の無心にくるという。父も脳梗塞《のうこうそく》のため、思うように働けなくなっていた。さらに彼女自身の体調もよくない。結核と診断され仕事を続けられず会社を辞めなければならなくなったという。

彼女には抗うつ薬が投与された。クスリの効果はあまりなかったが、就職が決まり仕事を始めると次第に症状は安定してきた。「不注意」という訴えもみられなくなっている。澄子さんはＡＤＨＤというよりも、単なるうつ状態であったのだろう。ＡＤＨＤと自らを名乗る患者の多くは、澄子さんと同様のケースが多い。

『片づけられない女たち』の著者であるサリ・ソルデンは、自らの体験を次のように語っている。

私の自宅には一部屋だけ、ひときわひどく散らかった部屋があった。私は毎晩、帰宅すると必ず、その部屋の片づけにとりかかる。晩だけでは足りず、週末も毎週のようにその部屋を整理しようと奮闘するのだった。私は、誰もがそうしているものだと思っていた。他の人たちは、毎週金曜の夜から月曜の朝まで、がれきの山を掘り崩して過ごしているわけではないなんて、思ってもみなかった。（『片づけられない女たち』サリ・ソルデン　WAVE出版）

ADHDは通常、多動と注意障害の両方の症状を持っている。しかし、この本で述べられているのは「注意障害」を主な症状とし、多動はみられない一群である。そのような多動のないADHDが本当に存在するのであろうか。私はこの点に関してあまり確信がもてない。というのは、ソルデンが「片づけられない女」のチェック項目としていくつかの症状を示しているが、そのどれもがだれにでもあてはまるとも、逆にあてはまらないとも言えるような内容だからである。いくつか抜粋してみる。

会社で一日の仕事が終わると、刺激を受けすぎてぐったり疲れてしまいますか？
請求書や重要な書類などが、その辺にむぞうさに積んでありますか？
家がきたないので、お客をよばなくなってしまいましたか？
疲れきっていますか？　消耗していますか？
仕事が複数あると、優先順位をつけるのが下手ですか？
子供のとき、不器用でしたか？　よくあちこちにぶつかりましたか？

この問を読んでもらえばわかるが、だれでも心当たりのありそうなものが多い。もちろん、絶対に自分は違うという人もいるであろう。しかしこれを見た人の少なくとも何割かの人は、自分にぴったり該当していると思うことだろう。

このような「心理学的な」あるいは「精神医学的な」用語が流行語になるには、その内容が曖昧《あいまい》でどの人においても起こりそうなことであることが必要である。したがって、あまり重い症状であることはない。アダルト・チルドレンなども同じである。新奇な響きを持つが、内容は薄く曖昧な概念なのである。

しかしＡＤＨＤという小児の病気は厳然と存在する。これはいわゆる多動児である

(少し前までは、「MBD＝微細脳障害」と呼ばれていた)。こうした小児では行動上落ち着きがなく多動で、集中力がなく不安定で衝動的な行為が多い。

彼らには薬物療法が必要で、中枢《ちゆうすう》神経刺激薬のリタリンが非常に有効である。これに対して、自称ADHDの「片づけられない女たち」にリタリンを処方したらどういうことになるだろうか。ごく一部の人には効果はあるかもしれないが、かえってリタリンの薬物依存者を作ってしまうことにもなりかねない。

のび太もジャイアンも、人気アニメである『ドラえもん』の主要な登場人物の名前である。漫画の人物名を使っているので一見不真面目《ふまじめ》なように思えるかもしれないが、「のび太・ジャイアン症候群」という用語の作者である司馬理英子氏は真剣なようだ。著作の中身も真面目なものであり、内容も学術的である(このあたりは、後述する森氏の『ゲーム脳の恐怖』とは大きく異なっている)。

のび太・ジャイアン症候群とは、端的に言えばADHDあるいはADDのことを言っている。おそらく筆者(あるいは版元)は、親しみやすい病名を造る事でこの病気へのアクセスを容易にしようとしたのであろう。司馬氏はADHDの二つのタイプ、多動型と注意欠陥型をそれぞれ、ジャイアン型、のび太型と名づけた。

衝動的で、学校では集中力がなく、落ち着きのない、感情の起伏のはげしい古典的なのび太・ジャイアン症候群を持つジャイアンのようなタイプを、異常な活動性（多動）を持つタイプ、注意欠陥・多動性障害のジャイアン型と名づけよう。（中略）

多動を伴わないのび太のようなタイプは、おとなしく表立ってけんかなどの問題を起こさないので、「問題児」という旧来の注意欠陥・多動性障害のイメージには合わないが、集中力がない、衝動的であるが多動は見られないという、最近認識され始めた比較的新しい概念である、不注意優勢型の注意欠陥・多動性障害の基準にあてはまる。このタイプをのび太型としよう。（『のび太・ジャイアン症候群』司馬理英子　主婦の友社）

ここでも、「片づけられない女たち」と同様に問題となるのが、不注意優勢型のＡＤＨＤである。アメリカ精神医学会の診断基準（ＤＳＭ－Ⅳ）には記載されているが、はたして不注意が主症状で多動がみられないＡＤＨＤが存在するのであろうか。これについては議論が分かれている。というのは多動はある程度客観的に診断が下せるが、不注意は重症度の評価が難しいからである。

小児でこのような不注意型がみられるのは恐らく確かであり、家庭や学校における行動を観察することにより、診断が可能な場合が多い（一部はLD＝学習障害と呼ばれることもある）。しかし、成人においてはどうであろうか。普通に社会生活を送っている人物を「不注意」の症状があると断定するには困難なことが多い。

成人になると、多動型のADHDの予後は多彩である。リタリンを飲み続ける必要のある患者もいるがそれは少数で、健常者としか言えない人も少なくない。しかしまた、他の精神疾患、躁《そう》うつ病やパニック障害などの発症する比率が高いことが指摘されている。

成人の精神疾患に対して、小児の精神疾患の研究は半世紀あまり遅れていると言われている。成人の精神疾患については、治療のスタンダードはある程度確立している。しかし、小児の場合は、果たして疾患であるのか、単なる発達のバリエーションなのか、それとも養育の仕方など環境的な要因のバイアスが大きいものか判断に困る場合が多い。

以前にMBD（微細脳障害）と言われていた病気は、現在ADHDあるいはLDと呼ばれている。障害を細分化してきめ細かい対応をすることは重要かもしれない。しかし、名称のみ先走りしている感は否定できない。ADHDとある子供を認定することは、その子供に対する差別につながるという現実もある。自閉症やアスペルガー症候群とともに、ADHDというものがどのような症状を持つ病気であるかを多くの人が知ることが、何にも増して重要であろう。

三

日ごろ自閉症という用語を耳にすることは多い。ただこの言葉は文脈によってまったく異なった使われ方をしているので注意を要する。

まずは日常用語としての「自閉」である。これは文字通り、心理的に自己の殻に閉じこもり、外界の現実に関心を示さないことである。これだけでは、必ずしも病的とは言えない。いわゆる内向的な性格では、他人への恐怖心を持ち自閉の傾向を示すことが少なくない(欧米人と比較し日本人は内向的であると言われてきたが、最近では変化はみられるのだろうか)。一般の書籍などにおいて「自閉」という言葉は、通常この日常的な意味で使用される。また「ひきこもり」と同義に使用されることもある。

しかし自閉という言葉は本来、病気の症状を示す用語であった。百年あまり前にスイスの精神科医であるオイゲン・ブロイラーが、精神分裂病（統合失調症）の四つの基本障害の一つとして、この自閉という症状をあげている。

もはや外界との交流の全く無くなった最も重症な分裂病者は自己のためだけの世界に生きている。彼らは叶《かな》えられたと思っている願望や迫害されているという苦悩を携えて繭《まゆ》の中に閉じこもるように自己の内に閉じこもり、外界との接触をできる限り制限している。内面生活の相対的、絶対的優位を伴う現実からの遊離のことをわれわれは自閉と呼ぶのである。（『早発性痴呆《ちほう》または精神分裂病群』オイゲン・ブロイラー　医学書院）

ブロイラーはさらに例をあげている。

病気であるとはほとんど全く気付かれないある教養ある未婚女性は、突然パーティーの最中に公衆の面前で排便するが彼女には周囲の人達の憤怒《ふんぬ》が理解できない。十年来、時々私に紙片を渡す患者がいる。その紙片にはいつも彼が不当に入院させられたという意味の同じ四つの単語が書かれているのだが、一度に六枚もの紙片を私に手渡しながら彼は全く動じない。同じことを書いた紙を六枚もくれるとはどういうことだと詰問《きつもん》しても、彼にはそれがナンセンスだということが全然わからない。しかしこの患者は他人のことにはとても理にかなった判断を下すし、病棟では自主的に働いている。(同前)

つまりここでブロイラーの言う自閉は、物理的に外界から隔絶していることを指しているわけではない。患者の内面のロジックと常識的なロジックが大きくかけ離れている状態を、自閉と呼んでいるのである。

さらに自閉にはもう一つ重要な意味がある。「自閉症」という場合の自閉である。自閉症とは、発達障害であり、重大な疾患である。世間で誤用されているように、単なる心の持ち様というような、なまやさしい問題ではない。

自閉症は小児自閉症、あるいは早期幼児自閉症とも呼ばれる病気だ。かつては精神分裂病(統合失調症)が小児に発症したものと考えられた時期もあったが、現在は否定されている。自閉症の示す症状は、人間関係への無関心、言語の障害、同一動作の繰り返しなどである。これらの症状は生まれながらのものである。つまり自閉症では脳の基本的なプログラムが生まれつき故障していると言える。自閉症の症状がはっきりするのは三歳ごろであるが、その異常な症状は生涯にわたって持続する。

自閉症の特徴的な症状として、言葉のオウム返しや反復、特定な人やものへの愛着、強い偏食、飛び跳ねるような運動や羽ばたくような手の動きなどが知られている。知的障害を合併している場合も多い。こう言葉で書くとあっさりその程度のものかと思われてしまうかもしれないが、現実の患者は遥《はる》かに想像を絶する場合がある。

ドナ・ウィリアムズは、自ら自閉症児であった体験を克明に語っている。次の部分は彼女がデパートの倉庫で働いていたときのエピソードである。これを読むと自閉症患者が独特の内面的なロジックを持っていることが理解できる。ドナは自分の職場について、独占的な気持ちを抱き始めていた。

自分で、一人の人の命令しか受けない、とも決めてしまった。ある日、わたしの上役の上役、つまり売り場の主任がやって来て、わたしに話しかけ始めた。ところがわたしは、何かにすっかり気を動転させられてしまい、長い廊下のつきあたりまで逃げてゆくと、そこにじっとうずくまってしまった。

あわてたわたしの上役が、その場をとりなそうとしてくれたが、わたしは駆け寄ってこようとした彼女に向かって、あたりの商品を手当たり次第に投げつけた。一人ではどうしようもないと考えた彼女は、今度は主任と一緒に、わたしの方に向かってきた。わたしはますます荒れた。まるで正気ではなくなった小さい妖精《ようせい》のように、地団太を踏み、自分の髪を引っぱり、悲鳴を上げながら二人に向かって物を投げ続けた。そうして、もうだめだと思うと、目の前にあった棚に向かって何度も何度も頭を打ちつけた。(『自閉症だったわたしへ』ドナ・ウィリアムズ　新潮文庫)

ドナは知的程度の高い、いわゆる高機能自閉症である。しかし興奮状態になる様子は、私が診ていた安田さんの場合と同様に、その理由が周囲には見当もつかない。

安田純一郎さんは、二十歳の自閉症患者だった。家族は両親と姉がいた。父は大手の商社に勤務、母は専業主婦だった。安田さんは幼児期より行動上の様々な異常を示し、周囲の家族はそれにずっと振り回されてきた。

安田さんの見ている世界は、一般の人々の見る世界とおそらく全く異なるものだった。そしてそれによって、彼自身も周囲の人も長い苦痛の時間を過ごすことになった。

普段彼は大人しく丁寧な話し方をする青年だった。ほとんど家の中で過ごし、同じビデオを何度も見たり、あるアイドル歌手の写真を多数切り抜きそれをじっと眺めて過ごしていた。

彼は極端な偏食だった。二十歳にもなって、安田さんは野菜がまったく食べられなかった。無理に食べさせようとすると、涙を流して拒んだ。

彼の様子が時々不安定になるのは、私の勤務する病院に受診する半年ほど前からだった。突然原因がわからない興奮状態となり、家の壁を拳《こぶし》で叩《たた》き始めた。壁には穴が開きデコボコになった。彼はたまに外出することもあった。安田さんは（周囲にはわからない理由で）信号機に敵意を抱いていた。彼は頻繁に信号機に向かって石を投げ、それを破壊しようと試みた。

家の中で興奮すると、彼はよく一一〇番に電話をした。

「こちら安田純一郎の家ですけど、安田純一郎の家が火事になっています」

こういう電話を十回も二十回も繰り返してかけ続けるので、おかしな電話をしないようにしっかり監督しろと両親は警察からたっぷり叱《しか》られたそうである。

精神科の医者をしていると、興奮状態の患者に出会うことは稀《まれ》ではない（これが嫌いな精神科医もいて、なるべく重症患者とかかわらないように注意しているらしい）。興奮状態はいくつかのタイプに分類できるが、それほど理解できないものではない。

被害妄想が強くなった患者が、妄想上の相手を襲おうとするなどということは、日常茶飯事とは言えないが、珍しいことではないし理解可能である。またもっと単純な暴力もよくある。ある進行麻痺《まひ》（梅毒が脳に感染し、精神症状が出現したもの）の患者は、自分のものに勝手に触るという理由で、同室の患者を何度も殴打《おうだ》した（この患者はもと鉄道マンだったが、興奮状態にないときは非常に落ち着いた紳士だった）。

意識障害における興奮状態はさらに理解が容易で、病気の症状という側面が強い。アルコール依存症の離脱状態において、あるいはてんかん発作後の朦朧《もうろう》状態において興奮状態となる患者は珍しくない。

しかし自閉症の興奮状態は、これらのいずれの状態とも異なったものだった。安田さんの興奮状態を私は一度目にしたことがある。外来に連れてこられたとき、彼はただひたすら落ち着かなかった。立っては座り立っては座りを繰り返し、その後は狭い診察室の中をぐるぐると歩き回った。それも出鱈目《でたらめ》に歩くのではなく、道筋は一定だった。

そのうち彼は言葉にならない奇声を上げ始めた。そして壁に向かって突進して行った。診察室の壁には色々なものが貼《は》ってあったり、ピンで留められている。カレンダーとか、内線の電話番号などだ。安田さんは壁に貼ってあるものを次々と剝《は》ぎ取ると、それをビリビリに裂き始めたのだった。

注射で安田さんを眠らせた後、私はなぜこんなに興奮したのか、理由を付き添っていた母親に聞いた。しかし彼女にもまったく原因はわからなかった。

またある二十代後半の男性のケースであったが、「行動が止まってしまう」という症状がみられたケースもあった。彼は幼児期より発達の遅れがあった。三歳でようやく二語文を話すようになったが、会話はまったく成立しなかった。一方、人の名前、住所、電話番号は好んで記憶していた。小学校に入ってからも、他の子供との交流はほとんどみられなかった。辞書を見て字を写すというような一人遊びが好きだったという。

彼は自閉症だったが、中学生頃よりおかしな姿勢で身体《からだ》が固まったように動かなくなり、新たに動きだすのに三十分以上かかることもあった。ただ完全に静止しているわけではなく、少しずつ身体の位置を変化させていた。そういうときは言葉もなかなか出てこなかった。食事や着替えにはとりかかるまで長い時間がかかった。身の回りのことはたいてい自分でできたが、強制して早くやらせようとすると、「いやだ！」と言って激しく抵抗した。

病棟に入院して病室に入ったときは、壁の横でじっと立ちすくんだままだった。帽子をかぶったままとろうとせず、その向きを変えるとすぐに元にもどした。ベッドの上に座ると、「シーシー」と言いながらゆっくり手を動かしたり、一人笑いをしたりした。また失禁をしても、自ら更衣をしようとはしなかった。トイレの使用後、パンツを下ろしたまま突っ立っていることもあった。

この男性の場合は薬物療法によって幾分行動の速さは改善したが、なぜこのように時間がかかるのかその理由は彼自身にしかわからない。

次はその彼が家で書いたノートの一部である。彼はこのノートを宝物のようにしていた。ノートにはこのような文面ばかりが、非常に丁寧な文字で書き綴《つづ》られていた。

里見浩太朗がうんこをもらすよ。
大和田伸也がうんこをもらすよ。
西村晃がうんこをもらすよ。
北野武監督がうんこをもらすよ。
板東英二がうんこをもらすよ。
ジャイアント馬場がうんこをもらすよ。
桂ざこばがうんこをもらすよ。
東野英治郎がうんこをもらすよ。

杉良太郎がうんこをもらすよ。

自閉症患者の思考の文脈は、われわれとまったく異なったものなのである。

第五章

on the border

オン・ザ・ボーダー

一

この章では、健常者と病気の中間的な部分にいる人々について述べる。彼らは明らかな病気の症状を持っているが、多くの場合社会生活において健常者として振る舞うことが可能である。この点が多くの人を惑わす原因となっている。

私が研修医であった二十年ほど前、過食症という疾患は非常に稀《まれ》だった。それが増加したのは、最近十年あまりのことだろう。これに対して、以前に比べ拒食症の患者は減少傾向にあるようだ。

過食症と拒食症は合わせて「摂食障害」と呼ばれる。両方の症状を持つ患者も少なからず存在するが、病気の成り立ち方はかなり異なっている。とは言っても、なぜ過食や拒食といった生物の本能とは矛盾した行動が出現するのか、精神医学は（もちろん他の医学の分野も）明らかにしていない。

拒食症に対しては、心療内科の医師たちがさかんにホルモン検査の研究を行っている。彼らは、脳の視床下部や下垂体の異常によって食欲低下が起こり、拒食症が発症すると考えたのである。

しかし、この仮説はまったく証明されなかった。というのは、前提に誤りがあったのである。そもそも拒食症の女性たちに、食欲はないわけでなく十分に存在していたのだ（拒食症の患者はほとんどが女性である）。この点において、拒食症の正式な病名である「神経性無食欲症」は誤っている。彼女たちは太ることに対して、あるいは食物を摂取することに病的な嫌悪《けんお》感を持っているため、普通に存在している食欲を拒否しているのである。食欲がないわけではない。

拒食症の成因については、数多くの心理学的な理論が提唱された。たとえば、成熟の拒否、女性化の拒否、あるいは身体イメージの障害仮説などである。

最後の点を説明すると、実際には非常にやせているにもかかわらず、それを患者本人がそう認識しないということである。骨と皮ばかりで手足が棒のように細くなっても、拒食症患者はそれを美しいと考えるのだという（しかしこの説明も、疑わしい部分が多い。拒食症の患者たちは、それほど愚かとは思えない。彼女たちは医者や家族の手前、そう言っているに過ぎないような気もする）。彼女たちは、栄養不良で生命の危険があるため入院させても、少しでも体重を減らそうと病棟内を一日中歩き回ったりする。

他の精神疾患と同様、拒食症も家族に原因があると繰り返し議論された。拒食症では表面上は整った経済的に豊かであるが、無力な父親と過干渉な母親という家庭像がみられることが多いと指摘されている（このパターンは日本の家庭に非常に多いので、拒食症というより、一般的な家族の病理と言うのが正確であろう）。

また「母子が密着し過ぎている」とか「母親の共感性が乏しい」などと、主張されたこともあった。しかしそのような問題がない母親は、むしろ例外的ではないのだろうか。

これらのどの仮説も、実際の患者に当てはまる場合もあるし、そうでないこともある。それほど拒食症の患者は非常に多様である。あえて共通点を探せば、まったく医学的な表現ではないが、彼女たちが相当な意地っ張りで頑固であることだ。

重症例ほどこの傾向は著しい。摂食の拒否はもちろんのこと、自らの身体《からだ》につながれた点滴のチューブも平気で引っこ抜く。少しでも体重を減らそうと動き回り、隠れて大量の下剤を飲んだりもする。拒食症の患者は、子供時代は理想的な「良い子」であった人が多いことが知られている。発症してからの頑固さは、この「良い子」の裏返しのようである。

歴史的にみると、古くは一二四二年生まれのハンガリーの王女マーガレットが、拒食症のため二十八歳の若さで亡《な》くなったことが知られている。十七世紀になると現在と類似したケースが医学論文に散見される。たとえばイギリスの十八歳の女性マルサ・テイラーはすべての固形物の摂取を拒否し無月経となり衰弱死した。

この疾患が先進国で急増したのは、一九七〇年代の初め頃からだった。言うまでもなく背景には経済の発展があり、これにダイエットブームが拍車をかけた。日本における拒食症の流行は、欧米から多少後れて始まった。

一方、拒食症と比較すると、過食症は、臨床医の立場からみれば、治療しやすくわかりやすい疾患である。まず拒食症と異なり、よほどのことがない限り死に至ることはない。したがってある程度は安心して診療にあたれることが多いし、実際改善するケースも少なくないのである。過食が生じる原因も最近のストレスと関連することが多く、ストレス状況を改善すれば症状も軽快しやすい。もっとも過食と自殺願望やうつ病、あるいは薬物依存が合併すると、治療は難しいことになる。

以前、品川区にある精神科のクリニックで、私は週に一回外来をしていた。そこは東急大井町線の沿線で、周囲は高級とは言えなかったが、ほどほどの環境の住宅地であった。

クリニックは、ほとんど院長が一人で診療していた。

院長であるS医師は、私の医局の先輩だった。彼はよく患者の話を聞いてくれる名医として、評判の先生だった。そのクリニックは受診する患者数が多く、都内で五指に入るとまで言われていた。そのため、当然一人あたりの時間はごくわずかに過ぎない。つまりは院長は、短い診療時間でも、患者がよく話をしたという気持ちにさせる達人だったということになる。

S院長は普段は無愛想で、ちょっと話しかけづらいような雰囲気の持ち主だった。一度診察の様子を見たことがあるが、それが患者の前で彼の様子は一変した。たいていの医者は診療中は身構えるか、どこか威圧的な態度をとるものだが、彼の場合は逆に力が抜けるような感じだった。

長く引きこもりにあった患者のエピソードとして、「勇気を持って受診した精神科医が普通の人だったので安心した」とか、「頼りない様子で自分と同じように見えたので通院を続けた」という話を聞いたことがある。精神科医は(他の科では事情は異なるだろうが)、無力に見える方が治療はうまくいくのかもしれない。

患者はS医師から慈父のような眼差《まなざ》しで見つめられると、それだけで安心してしまうようだった。実際のところS医師の方はほとんど口を開かず、「そう、そう」と聞いているだけで、ただ患者が話すのに任せていることが多かったのである。

そのクリニックを受診する患者は、一日百人を超えることもあった。

私は木曜日の担当で、午後早めの時間から、途中の休憩をはさんで夜の七時か八時頃まで診療を受け持っていた。給料は定額制だったので、患者をたくさん診たからといって、収入が増えるわけではない。だから、本当のところは、あまり患者が来ない方がありがたかった。

しかし、それは甘い考えだった。ちょっと気を許すと、すぐに待合室に立って待つ患者が出るほどに混んでしまう。私は必死になって仕事をしなければならなかった。

典子さんは、このクリニックの患者であった。

典子さんは診察室に入るなり、いつも目を伏せたまま腰を下ろす。そして無表情のまま、私の顔をじっと見ると、手に持った紙片を手渡すのである。

それが彼女のやり方だった。

渡されるものは手帳の切れ端のこともあるし、ピンクや黄色でキャラクター・デザインが描かれた少女趣味の封筒であったりもした。

彼女の動作は、どこかぎこちない。衒奇《げんき》的という表現を用いてもよいかもしれない。

私が手紙を読み終わるのを、彼女はじっと待っていた。泣き喚《わめ》いたり、叫んだりなどということはない。きわめて礼儀正しい。中に書いてあるのは例えばこんなことだ。

「もう疲れ果てたので、化けの皮が仕事中でもはがれるのではないかという感じがします。もうまわりに職員として演技をすることがとても難しくなりました。今日こそ倒れるんじゃないか、今日こそ……と出勤のときに思います」

典子さんが初めてそのクリニックを受診してから、五年余り経《た》っている。私が診る前は、S院長が担当していた。彼女は神奈川県の大学を卒業後、都内の保険会社に勤めていた。

過食が始まったのは急だった。彼女の話では、これという原因はないが、やはり仕事上の人間関係がギクシャクしていたことがよくなかったと自己分析する。

自分でもどうしていいのかわからなくなると、帰宅してから、典子さんはひたすら食物を摂《と》り続けた。食べるものは、何でもよかった。自分で炊《た》いた米のこともあれば、夜中にコンビニで弁当をいくつか買ってくることもあった。給料はOLとしては悪くはなかったが、大半は食料品代で消えてしまった。

会社が休みの日には、昼頃に起きてそれからずっと何かを食べ続けた。ただ太るのは嫌だったので、あとで自分ですべてを嘔吐《おうと》した。下剤もよく使った。

典子さんは過食を止《や》めようと、いつも思っていた。けれど止めようとしても、食べることが頭から離れなかった。過食している間は、爽快《そうかい》で楽しい気分になった。ただそれは一時的なものだった。大量に食物を摂取しその後嘔吐すると、その後は死にたくなったという。

しばらくして、典子さんは会社を辞めた。体力的に続かなくなったのも、原因の一つだった。会社を辞めたら、過食症はあまり起こらなくなった。そのかわり、典子さんはひどいうつ状態に悩まされることになる。

ただ理由もなく、死にたくなる。高いところから、飛び降りたくなる。実際に典子さんが行ったのは、リストカットだった。彼女の左の手首から肘《ひじ》の関節のあたりを見ると、無数の跡がある。

過食症はアメリカ精神医学会の診断基準（DSM－Ⅳ）では、「神経性大食症」という。過食症に嘔吐はつきものである。この診断基準の解説では、過食症の嘔吐について次のように述べられている。

「神経性大食症の人の多くが、むちゃ食いを代償しようとしていくつかの方法を用いている。最もよくある代償方法は、むちゃ食いエピソード後の嘔吐の誘発である。この排出という方法は、治療を求めて摂食障害外来を訪れる神経性大食症の人の80〜90%が行っている。嘔吐の即時的効果は、身体的不快感からの解放と体重増加への恐怖の減少である。場合によっては、嘔吐それ自体が目標となり、その人は吐くためにむちゃ食いをしたり、少量食べた後にも嘔吐したりするようになる」（『DSM－Ⅳ』アメリカ精神医学会　医学書院）

嘔吐そのものが目的になるという点に注目したい。また別の項には、先進国における過食症の生涯有病率は、女性の一〜三パーセントに及ぶとある。

過食症は、新しい病気である。拒食症と異なり、古い精神医学の教科書には、過食症のことはほとんど書かれていない。当たり前の話であるが、いくらでもふんだんに食べるものを買うことができる状況にない限り、過食症という病気は起こりえないからだ。過食症は物質的に豊かな社会の病気なのである。

典子さんのケースもそうであったが、嘔吐だけで満足できなくなった過食症の患者はさらには下剤や利尿剤を使い出す。過食をした後、徹底的に「排出」を試みるわけである。そのクスリの量が半端《はんぱ》でない。例えば通常一～二錠の下剤を、十錠も二十錠も一気に飲んでしまう。さらに自己誘発嘔吐を繰り返すことにより指の付け根に歯があたり「吐きダコ」ができたり、嘔吐するときに逆流した胃液で咽頭部《いんとうぶ》を痛めたりもする。

どうして彼女たちが過食をするのか。

その理由は（全部ではないにしろ）、過食することがとても心地よいからだ。大量の食物を無理に飲み下すその瞬間、日常生活のどうしようもないストレスが消えるような気がするのである。

生物は快感を志向するようにプログラムされている。医学的にみて、生きていることは楽しいことであるべきだ。誰にとっても、生きていることが楽しい瞬間は存在したはずである。しかし、生が苦痛そのものに変わる瞬間もまたやってくる。それは突然のこともあれば、変化がゆっくりとみられることもある。生きることが苦痛になったとき、ある女性たちは過食症患者に変貌《へんぼう》する。

典子さんの場合、過食はなくなったが、かわりにリストカットをするようになった。これは明らかな代償行為といえる。リストカットも同じような一瞬の快楽をもたらす。

「またリストカットしました。包丁で手首の横の部分を切ってみようとしたのですが、人間の肉は固くて、あまり切れなくて、血もあまり出ず、つまらないと思いました。『もう死にたい』と言えないことが、一番つらいです」
「ときどき、電車を待っているとき、『飛び込んじゃえば?』という声というか考えが生まれます。そうしよっかなー、とジリっと線路のほうへ歩いてみたりもしますが、たぶんからだは飛び散ってきたなくなる、と思い直して電車にひかれず今日までやってきました」

症状が安定した後、再び就職した典子さんがくれた手紙の一部である。このような一面を持ちながらも、彼女は社会人としての役割を必死にこなしていた。

二

実際のところ、過食症は、典子さんのケースと違って、クリティカルなものではないことの方が多い。成長の過程におけるある種の「ぶれ」のようなものとして、この症状が出現することもある。この「ぶれ」はたいていの場合、母親の意図や行動との微妙なずれが関連している。

過食症患者の亮子さんは、私大の学生だった。父親は有名大学を卒業後、ある銀行に勤めていた。メガバンクの一つである。彼女は中学校の時、父親の海外赴任に同行して、家族でバンコクに二年ほど住んだことがあった。

亮子さんには、兄と弟がいる。二人とも優秀な生徒で、兄は国立大学の医学部に進学し、弟も中高一貫の進学校に在学中であった。亮子さんも帰国後、母親の指導のもと、受験勉強に没頭し、都内にある国立大の付属校に進学した。受験校として有名な学校である。自宅のある千葉県から一時間以上かけて、高校に通った。

この頃から、彼女は何かがおかしくなった。正確に言えば、自分がどこかおかしいことを、自ら認識するようになった。

亮子さんと会ったのは、私が勤務していた大学病院の外来だった。実際のところ彼女はあまり病院を受診したいとは思っていなかったようだ。

亮子さんは受験に失敗し一浪したが、その後ある難関私大の教育学部に合格した。初診時、彼女はせっかく合格した大学に行けない状態になっていた。それが病院を受診する直接のきっかけである。

知人の紹介だったため、私は父親には事前に会って、おおよその話は聞いておいた。彼は典型的な銀行員だった。家族の亮子さんに対するこれまでの対応は可もなく、不可もないという印象だった。

父親と家族との心理的な関わりに、さほど深いものはなかった。しかしそれは彼の責任ではない。朝七時半には会社に到着し残業を連日こなす大銀行の幹部社員には、家族を相手にする十分な時間はないし、その余裕もないだろう。

亮子さんは、母親と一緒に精神科の外来に来た。彼女の第一印象は、不機嫌なことだった。私は、はじめは母親と一緒に彼女の話を聞こうとした。亮子さんは怒ったような顔をして、話を向けても何も言わなかった。

その後彼女一人だけ診察室に残るように指示する。それまでほとんど口を開かなかった亮子さんが、ちょっとだけ話をするようになった。

大学に行かないのはどうしてかと私は尋ねた。よくわからない、特に理由があるわけではないと彼女は言う。一日中、何をする気もしない、いつも嫌な気分が襲ってくる、ゆっくりとそう話した。

「嫌な気分になるのはどうしてだと思う？」

「お母さんが悪いと思う」

そう言うと、亮子さんは再び黙り込んでしまった。

私には、彼女の言葉の真意がよくわからなかった。両親からの情報では、亮子さんはほとんど家に引きこもりの状態である。昼過ぎに起きてくるが、一日中機嫌が悪く、話しかけても返事がかえってこないことが多かった。

過食の症状は週に三、四回起きた。夜家族が就寝してから、亮子さんは家のキッチンで食べ物をあさる。炊飯器にご飯が残っていれば、まずそれを全部たいらげる。それからパン類があればそれも食べる。さらに冷蔵庫を調べ、そのまま食べられるものと、簡単な調理でよいものは全部口に入れてしまうのだった。

その後、亮子さんの「吐き出し」が始まる。トイレにこもり、喉《のど》に自分の指を入れて胃の中のものを全部自己嘔吐する。

外来で私は、毎週彼女と会った。一回の面接には一時間ほど時間を割いた。しだいに彼女は口を利《き》いてくれるようになった。

亮子さんは十九歳だった。外来受診時、彼女は一度もスカートをはいてこなかった。化粧けもなく、女っぽくみられたくないと思っているのか、あるいは女らしく装《よそお》うことにためらいがあるようだった。私にはむしろ後者のように見えた。彼女は母親の手前、自らを自由に飾り立てることができなかったということなのか？

高校のときは、サッカー部のマネージャーをしていたと彼女は言った。

「でも、もう一人のマネージャーの女の子が、裏で意地の悪いことをして私はのけ者にされたの。試合のスケジュールを教えてくれなかったり、わざと練習の予定を変更することが何回かあったんです」

それをきっかけとして、彼女はあまり学校に行かなくなった。完全な不登校ではなかった。遠距離通学が負担だったこともあり、体調は実際悪かった。学校は三分の一近く欠席したが、卒業はできた。

しばらくして、彼女は母に対する憎しみを私に告白するようになった。

「お母さんは、あたしにいつも勉強のことばかり言っていた。ゲームをすることも、漫画を読むことも、きれいな服を着ることも全部禁止していた」

亮子さんの背後には、母親の圧力が存在したのである。

「小学五年生のとき、おばあちゃんがあたしにかわいい服を買ってくれたことがあった。でもあたしの塾での成績が悪くなり、一番上のクラスから落ちてしまった。怒ったお母さんは、おばあちゃんがくれた服をあたしの目の前ではさみで切り刻んだ。勉強もできない子に、こんな服はいらないと鬼のような顔であたしを怒鳴りつけた」

私は彼女の母親と何度か会った。母親はある私大の外国語科を卒業した才女だったが、教養をひけらかす素振りもなく、少なくとも私との面談中は、亮子さん本人に対して高圧的な物言いもなかった。亮子さんの語る母のイメージと、現実の母親の姿は食い違っていた。

娘が回復するなら、どんなことでも協力すると彼女は言った。私は亮子さんの言った「おばあちゃんの服のエピソード」を母親に確認しなかった。事実は知ることはできない。これは亮子さんの母親への憎しみが作り上げた幻想かもしれないし、あるいは似たようなエピソードが本当にあったかもしれない。それはどちらでもかまわない。重要なのは過去ではなく、現在である。あるいは、これからどう治療するかだ。

多くの人々が誤解している点はここにある。過去の出来事が、現在の症状の原因になっていたり、関連したりしていることはもちろん多分にある（詳細は別に述べるが、この点についても、本人の思い込みに過ぎないことの方が多い）。しかしそれにこだわりすぎることは、問題の解決にはならない。むしろ、悪化させてしまうことが多い。

いずれにしろ、亮子さんの憎しみを母親にあらためて確認する必要はなかった。それは母親の反発あるいは失望をいたずらに招く結果に終わるのは明らかだったからだ。その代わり、私は母親に亮子さんの希望はできるだけ叶《かな》えてあげるように依頼した。亮子さんが望んでいたのは、家から出て一人暮らしをすることだった。両親とも本心は反対だったようだが、最終的には娘の提案を受け入れた。自らアパートを決めて引越しを果たした亮子さんは、大学にも復帰した。慢性的に続いていた抑うつ気分も、次第に改善した。過食がみられることもほとんどなくなった。

母親との関係性に起因するこの亮子さんのようなケースは、比較的典型的なものだ。同様のケースは、実際数多く報告されている。例えば精神科医の野村総一郎氏も、同様なケースを記載している（『「心の悩み」の精神医学』野村総一郎　PHP新書）。

野村氏の症例レナさんは国立大学卒業後、大手保険会社で総合職として勤務していた。学生時代も過食の症状があったが、悪化したのは入社二年目に仕事のストレスが増してからだ。家庭に会社の経営者である父親の影は薄く、社交的で活動的な母親が家を取り仕切っていた。レナさんは母親と心理的に距離をとることで、しだいに過食の症状は収まっていったという。

このようにある人々にとって、過食という症状は母親から（あるいは家族から）心理的に自立するためのイニシエーションであるとも言える。成長期における通過の一プロセスなのだ。その意味からは過食は病的な症状ではあるが、病気と決めつけない方がいいのかもしれない。

三

一世紀前に「境界例（ボーダーライン）」の患者がいただろうか。古い精神医学の本にこの疾患は記載されていないが、答えは恐らくイエスだ。しかし、彼女らは（多くは女性である）治療の対象とはならなかったし、もっとひっそりと暮らしていただろう。というのは、境界例の示す様々な問題行動を当時の社会が許容しなかっただろうからだ。

境界例とは何か。元々この疾患は、精神分裂病（統合失調症）と神経症の中間的な状態と定義されていた。しかし、現在ではむしろ、健常者から微妙にずれている人たちを指すことが多い。

第一に彼女たちは、感情的に不安定である。しばしば問題行動を起こす。具体的には、頻回の自殺未遂、暴力行為、アルコールや薬物の乱用など。精神科の臨床で診る境界例は、圧倒的に女性である。境界例の九十パーセント以上は女性だ。もちろん境界例の男性も存在するが、彼らは医療の枠からはずれ、司法機関の厄介になっていることが多い。社会的な許容度は、はるかに女性に対して大きいからである。

境界例の女性は、関わった男性を奈落《ならく》の底まで突き落とすこともある。男が専門家である精神科医であっても、例外ではない。

次の事件は、殺人事件まで至った例である。精神科医でもあったフランスの哲学者ラカンを研究していた精神科医が犯人で、被害者は彼の元患者であり恋人の女性だった。事件を新聞は次のように伝えた。

「殺人の疑いで精神科医逮捕」

板橋区常盤台《ときわだい》＊丁目の精神科医師O容疑者（46）方で7日、病院事務員Nさん（28）が死亡しているのが見つかった事件で、板橋署は19日、O容疑者を殺人の疑いで逮捕した。事件直後に首をつって重体となっていたが、容体が回復したため逮捕した。

調べでは、O容疑者は7日午前9時ごろ、交際していたNさんから別れ話を持ち出されてかっとなり、首を絞めて殺害した疑い。（朝日新聞 二〇〇二年十二月二十日）

この事件については、「新潮45」（二〇〇三年九月号）に、ノンフィクション・ライターの村山望氏が「純愛誤診」というタイトルで詳しい記事を書いている。それによれば、事件に至るまでの背景は次のようなものである。

O医師は都内の出身、名古屋大の医学部を卒業後、精神科を専門とする。間もなく彼は高校時代の同級生と結婚し二子をもうけ、その後ロンドンとパリに留学、ラカン派の精神分析を学んだ。帰国後都内の精神病院に勤務したが、妻が癌《がん》のために急死する。彼は幼い子供二人のため四か月後に急いで再婚した。しかし次第に夫婦の間はしっくりいかないようになり、離婚の話も進んでいた。

その時彼の前に現れたのが、O医師自らが院長を務めるクリニックに、「うつ状態」ということで受診したNさんだった。彼女は自分も夫と死別したと述べた。

Nさんの話では幼い頃から自分は音楽の才能に溢《あふ》れ、これまでも有名ミュージシャンに作品を提供したこともある。両親ともすでに亡《な》くなっているが、父は有名画家の息子でデザイナー、母は宝塚のトップスターだったという。O医師とNさんは間もなく恋人同士となり、O医師の離婚も成立し同棲《どうせい》を始めた。

しかし二人の蜜月《みつげつ》はわずかしか続かない。間もなく彼女はO医師の子供に対する敵意をあからさまにし、些細《ささい》なことで激昂《げっこう》するようになる。さらに彼の前で他の男性との付き合いをほのめかした。

Nさんは、O医師の亡くなった妻の弟とも以前関係を持っていたこと、その弟から聞いた話としてO医師の子供の父親は別の男性であると言う。彼は半信半疑ながら恋人の言うことを信じたが、精神的に混乱し仕事も手につかない状態になった。診療中仕事を放り出し、他の男の所にいるのではないかと、彼女を探しに行ったりもした。

O医師は身も心も疲れ切った。ついに彼はNさんを絞殺《こうさつ》し、自らも自殺しようとしたが死に切れなかった。

ところが事件が起きた後、Nさんの嘘《うそ》が次々と明らかになる。死んだと言った彼女の母親は板橋区内で生存していたし、宝塚とは何の関係もなかった。Nさん自身、夫とは死別ではなく離婚しただけであり、自分の子供は母親に預けていた。彼女が有名な音楽作品を作曲したというのも嘘だった。O医師はNさんに翻弄《ほんろう》され続け、最悪の結末を迎えたのである。二年後に彼は懲役十年の判決を東京地裁で受けた。

2ちゃんねるのBBSには、実際にこのクリニックに通院していたという患者による書き込みが多数記載されている。

7　名前：**卵の名無しさん**　投稿日：02／12／08　15：54
[12／8　13：19] 相田くひを：なにがこの病院で起こったのかは、あの待合室の雰囲気を知るものとして容易に想像できます。まず、ボーダーの巣窟《そうくつ》でしたね。とにかく若い女が多い。松沢とか慶應《けいおう》でサジ投げられたパチーがたくさんきてまして、Oせ〜んせ〜♪っと甘える馬鹿《ばか》女が多かったなぁ。おめーはどう考えても精神の病じゃね

ーよ、戸塚いけや（ﾟ∀ﾟ）／という患者相手にしてここまで身を滅ぼしてしまうとは

［12／8　13：39］相田くひを：最後に会ったのは3年前、そのころOさんは高島平で嫁さんと子供と暮らしていたんすが、死んだとこは常盤台で婚約者ってとこみるに離婚しちゃったんだろうな。でもって患者のボダとお付き合い。どーしよーもねー甘っちょろい奴《やつ》だ。でも基本的に優しくていい先生なんすよ。患者にも慕われていたし、おすすめの精神科医ランキングが一位なのも分かるよ。

157　名前：**卵の名無しさん**　投稿日：02／12／09　03：50

ショックです。私は去年の八月から一年四ヶ月通っていました。話をよく聞いてくれてとてもいい先生でした。殺された子も知っています。話はしなかったですけれども成増《なります》駅で同じ電車に乗って帰ったことがあります。すごい美人でした。

今年のはじめ頃かな、それまでは先生が事務もしていたのですが、この子が病院をしきりはじめました。ちょっと横暴なところがあって煙草《たばこ》のことで患者と諍《いさか》いをおこし、先生が仲裁にはいったことがあります。

「新潮45」のレポートでは、O医師を有名国立大学を卒業し海外留学もしたエリート医師とみなしている。しかし本人の意識はどうだっただろうか。まったくの推測であるが、彼は自分の現状に満足していなかったような気がする。

経歴を見ると、O氏は大学の医局に所属していない。また、教授などの教育職のポストにもついていない。これは彼が臨床を好きだったということかもしれないが、精神分析家は時間的余裕の多い医学部以外の大学でのポストを得ることを希望することが多い。なぜなら、精神分析や精神療法は丁寧に行うほど時間がかかるものであり（時間をかけたからうまくいくというものではないが）、通常の診療の中では経済的にペイしないからだ。だから彼らは大学の研究室で、研究対象として自分の好みの患者をゆっくりと面接する。医局という後ろ盾のない彼には、こういうチャンスが与えられなかったようだ。

O氏がラカンに関して第一人者であったことは確かであろう。『ジャック・ラカンの書』（金剛出版）などの著作がある。しかし彼はマスコミの売れっ子ではなかったし、一般に名を知られる存在でもなかった（私自身ラカン派は不勉強のため、O医師の名前を聞くのは初めてだった）。

2ちゃんねるの書き込みを見ると、O医師が診療に非常に熱心であったことがわかる。彼は単に稼ぎを多くしたかったように思う向きもあるかもしれないが、それは誤解だ。矛盾するようであるが、熱心に時間をかけて診療するほど、現在の医療制度では、病院は儲《もうか》らない。むしろ短時間にテキパキと数をこなす方が、はるかに経済的な利益をもたらす。稼いでいるクリニックは医師がほとんど診察をせず、時間をかけて話を聞くのはカウンセラー（心理士）の仕事になっていることが多い。

O氏は自らの満たされない境遇に対する不満を長時間、難しい患者の診療に携わることで解消していたのかもしれない。この事件の被害者は境界例の女性であり、彼女と深くかかわることが災いをもたらすことを、彼は十分に知っていたはずである。それにもかかわらず、（自覚的かどうかはわからないが）彼は自ら災いを求めにいった。そしてある意味望み通りの結果になった。O医師は破滅をしたかったのである。

境界例の患者に対しては、心理的な距離を十分にとる必要があることは、臨床の初歩である。教科書にもそう記載されているし、上席の医師からもこの点は厳しくチェックされる。というのは、患者と親密な関係を持った場合、（男女関係までいっていなくても）それが取り返しのつかない厄介な出来事に発展することがよくあるからだ。

患者に電話番号を教えたばかりに、ひっきりなしに電話をかけてきたり、患者自身が住所を探しあて家まで押しかけてくるようなこともある。ある高名なユング派の精神分析家が治療していた女性患者は、分析家に恋愛感情を持ってしまい（自分に夫も子供もいるにもかかわらず）、深夜に彼の家に行きドアの前で騒いだため、警察を呼ばれた。

彼女は精神科救急の対象として、たまたま私が松沢病院で診察することになった。その女性は警官に囲まれて私が到着したときにはもう落ち着いていた。まったく普通の中年女性にしか見えなかった。

これはあまり知られていないが、かつて精神分析は、治療者と患者との恋愛関係を許容していた。むしろ患者の「心の病」を改善させるため、治療者との恋愛は好ましいものと考えられていたふしもある。精神分析の創始者フロイトの強力な支持者であったユングも、患者と恋愛することを躊躇《ちゅうちょ》しなかった（当初フロイトとユングは非常に親密であったが、やがて決別する）。

ここではユングについて否定的なことを述べるが、個人的には非常に興味深い人物である。ユングは正統派の精神科医であったが、ゲーテの庶子の子孫であるという噂《うわさ》を誇りにし、中年以降はオカルトに凝った人だった。

ユングは恋多き治療者であったが、後に精神分析家になったシュピールラインという女性患者との恋愛が最もよく知られている。シュピールラインは一八八五年、ロシア生まれの裕福なユダヤ人家庭出身の女性であったが、青年期に精神的な病を患《わずら》った。彼女は「分裂状態をともなった強度のヒステリー」と診断された。彼女の両親は、ユングが勤務していたスイスのブルクヘルツリ精神病院での治療を受けさせるため、彼女をチューリヒに連れて行き、シュピールラインはそこで入院をすることになった。やがてユングとシュピールラインは恋人となり、性的関係を持つ。次の手紙は、彼女がフロイトに送ったものである。

一九〇九年六月十一日付けのフロイト宛《あて》の手紙

ユング博士は四年半前に私の医師になり、それから友人に、そして最後は「詩人」つまり恋人になりました。ついに、彼は私のところにやってきて、事態は「詩」の通常の成り行きどおりに進みました。彼は一夫多妻を説き、彼の妻も同意するだろう云々《うんぬん》と言いました。

シュピールラインは、ユングの子を産みたい、その子をジークフリートと名づけるのだ、と繰り返し日記に記し、ユング本人に対して何度もこの夢を訴えた。しかし間もなく彼らは別離を迎えることになった。

当時は精神分析やカウンセリングの理論そのものが確立していない時期であったので、今日ならタブーとされるような関係も、許されていた。しかし当然なことであるが、医者とくに精神科医は患者と恋愛関係はもちろんのこと、個人的な関係を持つことは治療上問題が大きい。

こういうことは常識であると私自身は思っていたが、最近の報道を見て驚いたことがある。女性患者に対して恋人のように接するという治療をしていた医師が、患者の家族から訴えられたのである。

この女性の病状の詳細は不明であるが、今でも女性患者と個人的な関係を持ってしまうユング流の治療を行おうとする医者もいるようである。

「娘自殺は医師の責任」

精神療法めぐり、両親、賠償求め訴え

「娘が自殺したのは不適切な精神療法を行った医師の責任」として三年前に二十七歳で自殺した無職女性の両親＝川崎市＝が五日、主治医だった男性医師（四三）を相手に、約八千三百万円の損害賠償を求める訴えを東京地裁に起こした。原告側の弁護士によると、精神療法の過誤を問う訴訟は初めてという。

訴えによると、女性は大学生だった平成六年から鬱《うつ》症状を訴え、翌年都内の病院に入院。当時勤務していた精神科の男性医師の治療を受けた。しかし男性医師は途中から「私が娘さんの恋人役をやる」とする治療方針の精神療法を実施。この結果、患者と医師の関係を逸脱した状態になっていったという。女性は退院後も男性医師の精神療法を受けていたが、自殺未遂を三度起こし、十二年五月に自殺した。原告側は「医師は『恋人役』というわけのわからない治療で娘を自分に依存させ、病を悪化させた。その態度や言葉が自殺のきっかけになっており、医師には責任がある」と主張している。（産経新聞　二〇〇三年二月六日）

私が実際に知っている例の一つは、ある精神病院の三十代後半のM医師と、十代の境界例の患者のケースだった。彼女は自殺未遂を繰り返し、そのたびごとに入院を繰り返していた。M医師がどのような気持ちで彼女と個人的につきあうようになったのか知らないが、彼は休日や夜間に彼女と個人的に会うようになった。

はじめは遊園地に行ったりするようなプラトニックなものだったが、まもなく男女関係になる。彼女はそれを隠そうとはせず、むしろM医師とつき合っていることを友達や施設の仲間に自慢する。施設から問い合わせがあり、スキャンダルになるのを恐れた院長はM医師に病院を辞めるように言い、彼は間もなく病院を去った。
M医師はその後、思春期精神医学の専門家として、あるクリニックに勤めている。

四

ボーダーラインにはいろいろな人がいる。（常識的にみれば）おかしな行動を繰り返し行うことに、まるで自分の人生をかけているのではないかというような人も少なくない。このような人はひと目見ただけで、ボーダーラインであることがわかってしまう。彼らは独特の、「精神的に荒れてすさんだ」雰囲気（暴力的という意味ではないが）を漂わせているからだ。しかし一方で本人の事情を知らない場合、外見からは普通の人のように見えるボーダーラインも少なくない。

高槻静子さんは、二十代前半の女性、三人兄弟の長女だった。東京生まれで、お嬢さん大学として有名な女子大の英文科を卒業している。父親は一流企業に勤めていて、世間的には恵まれた境遇だった（だが本人はまったくそう思ってはいなかった）。

初めて会った印象は、女子大生にもOLにも見える感じのよい若い女性だった。内面に深い悩みを抱えているようには、感じ取れない。派手すぎるということはないが、いつも明るい色調でセンスのいいファッションを身にまとっていた。話しぶりも穏やかで、感情的になったり、些細《ささい》な言葉につっかかってくるような、私たち治療者をわざと困らせる、ボーダーラインに特有の態度をとることもない。

彼女が自分で精神的におかしいと思ったのは、大学三年になり、就職活動を始めてからのことだったという。理由もなく、いつも追い詰められている感じがするようになった。電車の中などで急に息苦しくなることが頻繁にみられ、一日中、うつうつとした気分で過ごすことが多くなる。ファミリーレストランでアルバイトをしていたが注意が散漫になり、ミスをすることが目立った。

父親の紹介によって就職は保険会社に内定したが、それで本当にいいのかといつも心配になった。仕事がやっていけるかどうか、自信がない。その頃より、彼女は死んでしまいたい気持ちになることが多くなった。死にたい気持ちは何の前触れもなく襲ってくる。静子さんは就職直前の一月に、ある心療内科を受診した。その時、「言っていることが支離滅裂だ」と医者に言われショックだった。自分はやはり普通でないのかと思う。

そのクリニックでは、クスリを何種類かもらって飲んだ。少しは落ち着いたような気はした。間もなく、彼女は大学を卒業して就職する。職場で周囲は優しくしてくれたが、気分は晴れない。

就職した直後だった。クスリを多く飲めば楽になれるかと思い、静子さんは処方された睡眠薬をすべて飲んでみたのだ。はっきり死のうとまでは思っていなかった。結局長く眠っただけで、大事には至らなかった。その後、しばらくして彼女は私の勤務するクリニックを受診した。

「人と話すのが苦痛なんです。中学のころからそうでした。人が多い所にいると、息苦しくなってしまいます」

静子さんはすらすらとそう話した。勤務先で彼女は電話で顧客のサポート業務にあたっていた。顧客からの苦情の電話が多く、それに対応するのが負担だと彼女は言った。静子さんは自分の状態を次のように分析した。

「幼稚園の時に、スイミングスクールの先生に性的ないたずらをされました。子供の頃、お父さんに暴力を振るわれたこともあります。それが現在の状態の原因かもしれません」

彼女の話の事実関係はわからない。

会社に入って二か月後、静子さんは再び自殺未遂をした。今度は市販のかぜ薬の大量服用である。彼女はある大学病院の救急部に搬送された。救急病院から私宛ての紹介状には次のように記載されている。

平成＊年＊月＊日夕刻頃に市販のかぜ薬を購入。パブロンS七十五錠、パブロンSゴールド百九十五錠、新ルルAゴールド六十五錠、計三百三十五錠を服用。その後本人自身で救急車要請し、当院ＩＣＵに搬入されました。

かぜ薬を自殺目的で使用することは一般的ではない。しかし、大量に服用すると重大な肝機能障害を引き起こし死に至る。睡眠薬よりも確実な自殺の手段である。しかし死亡するまで時間がかかり、肝不全による昏睡《こんすい》に至るまで激しい頭痛や悪心《おしん》・嘔吐《おうと》に苦しむことになる。この点はパラコートなど農薬による自殺に似ている。埼玉県本庄市で起きた保険金殺人において、被害者に大量のかぜ薬を服用させたという事件もあった。

かぜ薬も農薬の場合も、いったん体内に吸収されてしまった場合、病院に入院しても有効な治療手段は少ない。意識は障害されないので、患者は自分の死んでいく瞬間をじっと見つめることになる。ここで後悔しても生き延びることはできないため、非常に残酷な状態になる。ためらいを持ちながら自殺をする人は、かぜ薬や農薬を用いるべきではない。

以前私がある慢性期の統合失調症の患者を担当していた時のことである。私が他の病院に異動することになったため、彼を他の医師に引き継いだ。私より先輩で信頼できる人だった。その時点では特に問題なかった。しかし引き継いだ医師もその後一か月あまりで、異動することになった。その話を聞いた直後、患者は農薬パラコートを飲んで自殺を図った。即死ではなかった。収容された救急病院で彼は涙ながらに自分の行動を悔やみ、なんとか助けてくれと訴えた。しかし四日後に彼は死亡した。

静子さんの場合、自分で救急車を呼んだという行動は、わかりにくい。彼女が服用したクスリは致死量に達していた。もしそのまま経過したら、死亡していたかもしれない。彼女が助かったのは、早期に治療を行ったからだ。それでは、静子さんは本気で死のうと思っていなかったのだろうか。いわゆる狂言自殺だったのであろうか。

救急病院の記録にはさらにこうある。

ＩＣＵにて採血、胃洗浄、血液浄化、ムコフィリンの投与、タガメットの投与を受け、翌日当院メンタルヘルス科コンサルトとなりました。今回の過量服薬については「死にたい」というよりも「逃げ出したい」という気持ちで行ったようですが、希死念慮については否定せず、今後再企図の可能性はあると考えられます。

現実が嫌でそれから逃れたい、確かに彼女はそう思っていたと思う。けれど、同時に、誰かが自分を助けてくれることも望んでいた。そうしたアンビヴァレント(両価的)な気持ちが、致死量のクスリを服用しながらも、自分で救急車を呼んだ理由と言えるかもしれない。言葉を換えて言えば、自分が非常に辛《つら》い状況にあることを、過量服薬という形でアピールしたわけである。

ＩＣＵから退院して数日後、私は彼女と外来で会った。両親も一緒だった。親が来たのは、初めてだった。彼女は自殺企図によって、両親を自分の世界に引き込むことに成功したのである。入院先の紹介状にはこう書いてある。

かねてより貴院にてフォローされていたため、今後の精神面でのフォローアップをよろしくお願いします。患者の家族も貴院での治療方針についてお話を伺いたいとのことですので、お忙しいところを恐縮ですが、お時間を作って頂けますよう、こちらもよろしくお願い致します。

入院の適応も含め、今後のご加療、よろしくお願いします。

丁寧な文章だが、この紹介状が何を意味しているかというとこういうことになる。静子さんが入院したのは、精神科の治療施設もある総合病院のICUである。それに対して、私が彼女を診ていたのは、小さなクリニックだった。診ていたとはいっても、診察したのはわずか数回で、フォローしていたと言われてもピンとこない。時間的な制約もあり、短時間しか話は聞いていない。クリニックには、もちろん入院施設もない。

つまり静子さんが入院した総合病院は、このような厄介で面倒な「境界例」はとても引き取れないので、通院していたそちらで責任をとってくれと言っているわけである。しかし「自殺の再企図」の可能性もあるとも言っているのであるから、しばらく自分の精神科病棟に入院させるのが当然の処置ではないか。入院施設のない小さなクリニックに再び紹介してくること自体、おかしな話である。

しかしこのような患者の扱いは、日常茶飯事で珍しいことではない。厄介な問題を起こしそうな患者には、病院の医者はかかわりたくないのである。

私が静子さんの両親に会ったとき、母親は私に対して非常に攻撃的だった。娘が自殺未遂を起こしたのは、クリニックでの対応が悪かったせいだとばかり不満を述べ立てた。父親はそれに比べれば冷静だった。私は彼らに、本人は境界例という病気であること、特効薬はなく感情や対人関係が不安定な状態がしばらく続くことを指摘した。両親と話した後で本人になぜ自殺未遂をしたのか聞いたら、直接の原因は母親との口論だったという。

その後彼女は会社や親の不満を言いながらも、仕事を続けている。派手な自殺未遂はしなくなったが、頻繁にリストカットをするようになった。痛みは感じない、切るとほっとするのだとどこか幼さの残る表情で彼女は話すのだった。

第六章

self-injury and suicide

自傷系・自殺系

一

ネット心中の中心人物だった高桑聡さんは、岐阜の田舎の生まれだった。奈良県の大学を卒業した後、上京したのは三年前。入社したのは、希望通りのコンピューター会社である。業界では大手で、彼の仕事はシステムエンジニア。会社のあるのは、渋谷だった。

はじめは会社の寮に住んだ。張り切って始めたものの仕事は思ったようには、うまくいかない。元々人づき合いは苦手だった。何よりも、東京の生活に慣れた先輩たちの中に溶け込めなかった。周囲には年上の人が多く、冗談も言えない雰囲気だったという。

仕事は忙しく、残業の日々が続いた。帰りが深夜になることも珍しくなかった。夜になると、仕事のことで頭がいっぱいになり眠れない。彼は心療内科にかかり、クスリをもらって飲んだ。クスリは効いたが、それで仕事がうまくいくわけではなかった。

ストレスがかかると動悸《どうき》がして、胸が苦しくなる。それでも二年あまりは、何とか仕事をこなしていた。

束縛されるのが嫌だったので彼は寮から出た。職場まで一時間ほどかかる私鉄沿線のアパートで一人暮らしを始めた。故郷には滅多に帰らなかった。親には自分の調子が悪いことは告げていない。親に何を言っても理解されないと高桑さんは思っていた。

そのうちに病院を変わった。なかなかよくならないのと、仕事が忙しく土曜日にしか受診できなくなったためである。新しく受診した病院の医者は、「自律神経失調症で軽いうつ状態」だと彼に説明をした。病名を言われたのは、初めてだった。高桑さん自身は自分の状態が病気かどうか、よくわからない。単になまけていると思うこともあった。

受診すると、安定剤と抗うつ薬を処方された。医者が聞くことは、毎回同じだった。

「良く眠れていますか」

「食欲はありますか」

「仕事は忙しいですか」

もっと別に話し合いたいことはある。だがそれが何か、自分でもわからなかった。

「まあまあです」と答えて診察は短時間で終わった。

クスリは睡眠薬以外、あまり効いた感じはなかった。そう医者に言うと、クスリの量はだんだん多くなっていった。多いときは、十種類あまりになる。インターネットで見た、気分が高揚するというリタリンも頼んで処方してもらった。はじめは効果があったように感じたが、それも一時的だった。

やがて、会社で自分のデスクに座っているのも辛《つら》くなった。胸が苦しく、仕事が手につかない。集中力もなく、能率がまったくあがらない。服薬しても、夜中に目が覚めることが多くなった。いったんそうなると眠れない。休みの日でも、ゆったりできなかった。

「もうどうしようもない……」

高桑さんはそう思った。これ以上はやっていけない。楽しいことは、何一つなくなった。

辛いので仕事を休みたいというと、医者は簡単に休職のための診断書を書いてくれた。上司もうるさいことは言わなかった。初めて休職の手続きをしたのは、「ネット心中」する一年二か月ほど前のことだ。実家に一時帰ってみたが気持ちは落ち着かず、すぐに東京に戻る。

その後いくらか調子のいい時期があり、彼はいったん仕事に復職する。だが、いい時期はすぐに終わった。朝起きるのが苦痛になった。クスリをいろいろ変えられたが、どれもあまり効果はない。飲まないよりは、多少はよいという程度だった。仕事を休む日が多くなる。何とか出社しても集中力が続かず、よく早退するようになった。

「もう死んでしまおうか」

そう思うようになったのは、自殺する半年前からだった。その時は、具体的な方法まで考えたわけではなかった。ただこのまま消えてしまいたいと思った。

一度そう考えると、いつもその考えが浮かぶようになった。夏からまた休職することにした。そのまま仕事に戻れないかもしれないとその時思った。それでも、もう構わない。仕事をする気自体がなくなっていた。

仕事にいかなくていいと思うと、少し楽な気分になった。長時間インターネットをしていると、ネットで知り合った友達もできた。チャットをよくするようになる。一晩中、チャットをして起きていることもあった。

彼はまったくの引きこもりというわけではなかった。ネットの友人と、外で会うこともあった。カラオケボックスで何時間も歌ったりもした。しかしそうした後には、必ず不安になり胸が苦しい。

そういうつきあいは、はじめは楽しかったが、だんだん虚《むな》しくなった。ネットの仲間と会っても、自分の良くない状態が変わるわけではなかったからだ。テレビも見なくなったし、本を読んでも内容が頭に入らない。

高桑さんは、早く死にたいと思った。その気持ちは次第に強くなった。チャットでそういう話をしたら、何人かがその話に乗ってきた。具体的な役割もすぐに決まった。彼は場所を提供することにした。死に場所は、自分の部屋と決めた。わざわざ車で外に行く気にもならなかったからだ。練炭の用意も、別の仲間に頼んだ。

高桑さんの自殺について新聞記事は次のように伝えている。

＊日午前零時四十五分ごろ、東京都練馬区＊＊のアパート二階の一室で、この部屋に住む男性会社員（27）ら男性四人が死んでいるのを訪ねてきた知人が発見、一一〇番通報した。室内には練炭が四つ置かれ、ふすまが粘着テープで目張りされていたほか、室内のパソコンから四人で自殺方法について相談したメールが見つかり、警視庁練馬署は集団自殺とみて調べている。

同署によると、四人は四畳半の布団《ふとん》の上で服を着たまま死亡していた。外傷はなく、いずれも一酸化炭素中毒死とみられている。室内には男性会社員が書いたとみられる両親あての遺書があった。

他の三人のうち一人は茨城県の二十九歳の男性会社員、別の一人は国立市の四十二歳の男性と判明した。

遺体を発見したのは、高桑さんの知人だった。高桑さんから、自室の鍵《かぎ》と数名の名前を記した紙が郵送されたので、不審に思って訪ねたという。

居住者の男性会社員は、都内の情報提供サービス会社に勤務。昨年十二月に越してきたが、近所の住民との付き合いはなかった。近くの新聞販売店によると、居住者の男性会社員は新聞を定期購読し、今月二十四日、「出張に行くので、二十五日から新聞を止めてほしい」と店員に話したという。（読売新聞　二〇〇四年十一月二十九日）

この高桑さんの事件の前後にも、同様の「ネット心中」が多発している。例をあげれば、次のようなケースであった。

＊日午前9時ごろ、福岡市早良《さわら》区板屋で、林道に止めた軽乗用車内に男女3人の

遺体があるのを近所の男性が見つけ、福岡県警西署の脇山駐在所に通報した。車内には遺書3通があり、後部荷室に練炭3個が置かれていたことから、同署は練炭による集団自殺とみている。

調べによると3人は、福岡市西区の大学生の男性（21）と大阪府高槻《たかつき》市の男性（25）、大分県佐賀関町のアルバイトの女性（20）。

検視の結果、死因は3人とも一酸化炭素中毒死で、20日夜から21日未明にかけて死亡したとみられる。3人の関係は不明で、遺書はそれぞれの家族や友人にあてていた。県警はインターネットを通じて知り合った可能性もあるとみている。（朝日新聞　二〇〇四年十一月二十二日）

二〇〇四年十月上旬には、埼玉県皆野町にある駐車場で男女七名による練炭を用いた集団自殺が発生し、多数の自殺者がみられたので社会的に大きな問題になっていた。

このようなネット心中の特徴として、相互にほとんど面識のない男女が、インターネットの自殺関連の掲示板などで知り合い、練炭など苦痛の少ない方法によって自殺を遂げるという特徴が共通している。

中には精神科通院歴のあるものも少なくないが、これらの集団自殺においては、重症の精神疾患に罹患《りかん》しているケースはあまりない。冒頭の高桑さんの例からもわかるように、重症のうつ病というよりは、「うつ状態」あるいは「気分変調症」といった段階のケースが多いようだ。

私はあるクリニックで高桑さんと数回会っている。彼はいつもの静かで穏やかな人だった。元気が出ず思うように仕事ができない辛さを訴えたが、自殺をしたいという素振りを見せたことはなかった。私には彼の深い苦しみを見出《みいだ》すことができなかった。

二

特筆すべきは、ネット心中は、日本独特の現象であるという点だ。こうした自殺の形式は、他の国にはほとんどといっていいほどみられていない。

このようなネット心中の流行は、特異な現象として海外からも注目されている。英語によるインターネット上の医学雑誌「Med Web」は、日本のネット心中について、以下のように報告している。

ロンドンの精神科医ラジャゴパール氏は、ネット心中が他の国でも起こる可能性があると考えている。

「『ネット心中』という用語が作り出された。日本で起こっていることは他の国でも散発的に起こる可能性がある。われわれは、ともすれば単独で自殺したであろう人がインターネットを通じて知り合い、集団自殺するといった可能性を捨て切れない」

カリフォルニア大学ロサンゼルス校名誉教授である心理学者グッドマン氏は、自殺について次のように語った。「孤立感が自殺に関与していることは多い」

孤立感が自殺の一因であるならば、コミュニティが、たとえ自殺者のインターネット・チャットルームであっても、自殺を予防できるであろうか。いやできない、とグッドマン博士は語っている。実際のところ、自殺しようとする患者は他人の自殺から自殺するための「インスピレーション」や「勇気」を得た、と同博士は聞かされることが多いという。

「自殺には仲間が必要である。自殺者は『私のことを理解してもらいたい。心から私に共感すれば、私を説得して自殺をやめさせるようなことはできない。私のことを理解していれば、死ぬことが正しいと解《わか》っている』と考えている」

「したがって、これらのウェブサイトで『あなたのことを本当に理解しています』

と言うことは共感にはならない。その代わりに、気持ちを理解していることを示すために、自殺に協力的となり、自殺を相互に支援する」

日本に独特の社会病理現象に関する外国人の見解は、たいていの場合的外れであるか、ごく表面的に過ぎないものが多い。このネット心中に関する意見も、誤ってはいないが表面的な事実をなぞっただけに終わっている。

「社会的引きこもり」に関する研究においても、日本における引きこもりについて、海外の多くの研究者たちはほとんど理解を示さないか、未消化の意見しか持っていない。アメリカのある心理学者は、引きこもりのケースについて、「恐怖症」という神経症の一種であり、薬物療法と行動療法によって改善すると自説を述べた（引きこもりについて重要なのはクスリの効果があるかどうかではなく、医療など治療の場面に乗せられるかどうかであることは言うまでもないし、「恐怖症」という診断をつけることも無意味である）。

この点は、自殺の問題についても同様である。日本において特徴的な自殺の形態として、「引責自殺」がある。官公庁あるいは大企業において大がかりなスキャンダルが発覚すると、必ずといっていいほど真相を詳しく知る人物が自殺することがみられる。最近では西武鉄道の株保有問題に関連して、コクドの担当者と西武鉄道の前社長が自殺した。

だが海外ではこれに対応する現象はほとんど存在しない。「引責自殺」という用語の英訳もない。ネット心中についても、日本と日本人をよく理解していないものには、どうしてこのような現象がおきるのか解らないことと思う。自殺に関する一般論を述べても、あまり意味はない。

もっとも社会病理的な事件や現象について、日本社会の特殊性を述べることは必ずしも好まれないようだ。自殺の問題に詳しい精神科医の高橋祥友氏は、自殺の日本的特徴という言い方に反論を加えている(『中高年自殺』高橋祥友　ちくま新書)。自殺に至る原因の多くは万国共通で、日本の特殊性を強調することは誤りだというのが彼の主張である。具体的に、日本において自殺の危険因子としてあげられているものは、自殺企図の既往、精神疾患の既往、喪失体験、男性、高齢者、自殺の家族歴などであり、これらは世界の他の国々でも共通しているものであるという。

しかし様々な社会的な病理現象を虚心に観察してみると(その中には「心の病」と関連するものもあれば、あまり関連しないものもある)、日本の社会の底流に流れる「基本的な心情やモチーフ」というものは、欧米の先進国とも、近隣のアジア諸国とも非常に異なっている部分が存在している。

この点をネット心中の問題を通して、述べてみよう。ネット心中者たちを、ここでは「ネットパクター」と呼ぶこととする（この用語は、まだ一般的に用いられてはいない）。

ネットパクターは、どういう人たちか。

高桑さんの例でわかるように、彼らは必ずしも、重症の精神疾患には罹患していない。一部はボーダーライン（「境界例」、あるいは「境界性人格障害」）の可能性もあるだろうが、むしろ神経症圏か、軽度のうつ病であることが多い。つまりは、どこにでもいる普通の人々だ。

彼らの多くは比較的高学歴で、知的レベルは高い。仕事の能力は決して低くない。ネットパクターが「心の病」になったのは、多くの場合仕事や対人関係など環境的な要因が大きいようだ。

実際の社会生活がどのような状態かにかかわらず、ネットパクターたちは社会からはじき出された、あるいは自らはじき出てしまったと認識している。これは単に日常的な孤立感や疎外《そがい》感という用語で、解釈できない。

私はこの点を十分説明できる言葉を持っていない。ただ明らかに言える点は、ネットパクターの問題は、この二十年余り日本社会が抱えつつ、解決できない多くの社会的病理現象の一つの側面であることである。それらは例えば、不登校やいじめの問題であり、引きこもりであったりするし、中高生の援助交際や、自殺者の急激な増加とも無縁ではない。

彼らの心を語るには、「空虚」という言葉が、やはり一番適切なのかもしれない。こう言うとそんなことはわかっている、わざわざ言うほどのことではないと言われるかもしれない。しかし長い歴史を通して、現在の日本ほど本質的に空虚な社会は、非常に稀《まれ》なのではないか。

それでも多くの人は、何とか折り合いをつけて生きている。しかしこの空虚さと正面から向き合ってしまったのが、ネットパクターなのであろう（本人たちは無自覚かもしれない）。あるいは、彼らは空虚さしか見えなくなっている人たちと言うのが適切かもしれない。

それなら、ヨーロッパだって、アメリカだって事情は同じではないかという人もいるであろう。先進国において本質的な部分は、さほど変わらない、そう私も思う。

しかし、日本が欧米と決定的に異なる点が二点ある。一つは、やはり宗教の有無だ。宗教に力のある社会では、最終的にそれに頼ることが可能だ。少なくともそういう選択肢はまだ存在している。

葬儀ビジネス屋と化した日本の寺院に対して、欧米におけるキリスト教の潜在的な影響力は（いい意味でも、悪い意味でも）非常に強力である。それは貧しく病んだ人々を救うための中心的存在にもなりうるし、ブッシュ政権を見ればわかるように国家の政策を動かす圧力団体としてのパワーも持っている。

そしてもう一点は、日本という国は、どうしようもないほど硬直した統制的な社会であることだ。日本においては、個人の影響力によって社会的システムに変化をもたらすことは、僥倖《ぎょうこう》に頼る以外はほとんどまったく不可能であり、この点でもネットパクターは絶望的になるのである。

三

自殺や自傷行為をカジュアルでスノッブな現象としてとらえる見方は、一九九三年に出版された『完全自殺マニュアル』（鶴見済　太田出版）に始まることに、異論を唱える人はあまりいないであろう。

もちろん、過去においても、美的な行為として自殺あるいは心中が遂行されたことはしばしばあった。明治の時代、日光の華厳《けごん》の滝から身を投げたエリート学生藤村操の逸話は有名である（以後その場所が自殺の名所になった）。藤村は一高において、夏目漱石の生徒であったことが知られている。漱石に不勉強を叱責《しっせき》されたことが、彼の自殺の原因という説もある。

このような事件を通して、自殺を美化する心情は広く一般的なものとなり、それは現在でも変化がない。しかし多くの若者にとって、自殺を本当の意味で身近な現象に変えたのは、一九九三年の『完全自殺マニュアル』の出版だった。この本は「無気力で生きていく希望を失った」若者をターゲットとし、爆発的なヒットとなった。発売当時はこのマニュアルを模倣した自殺や自殺未遂が相次いで起きた。気楽に、旅行にでも行くような気分で自殺してもよいのだと、多くの人々は知ったのである。

著者の鶴見済氏は、この本が自殺を推奨するものでなく、自殺をしたいという人に正しい知識を与え、一歩ふみ留まるためのものだと説明した。この彼の発言が本心からのものか、あるいは過度に反社会的な印象を与えないために考えられたものか、それはどちらとも言えない。しかし本書を読み返してみると、自殺を勧めているように思える部分が少なくない。

本書は自殺を推奨する悪書として、多くの自治体から有害図書と認定された。この本の内容は必ずしも自殺を積極的に勧めているわけではないが、人生に対しても、自殺に対しても、筆者の態度はシニカルである。

しかし重要であるのは、この本を手にした多くの若者にとって、それまでは禁忌であった「自殺する自由」を初めて認められたように感じられた点である。その結果この本を参考にした自殺が全国で数多く起こり、最近でも読み続けられている。『完全自殺マニュアル』は自殺志望者のバイブルとなり、爆発的なセールスを記録した。それは自殺という現象がサブカルチャーとして、認識された瞬間だった。多くの日本人は、初めて自由に、時に気軽に、あるいは大きな意味もなく自殺について語り、実際に自殺する自由を得たのである。

その後のインターネットの普及が、こうした風潮を後押しした。そして、「ドクター・キリコ事件」が起きた。

一九九八年、ホームページ「安楽死狂会」の「ドクター・キリコの診察室」という掲示板で、自殺に関する相談をしていたドクター・キリコこと草壁竜次（ハンドルネーム）が青酸カリによって自殺した。ドクター・キリコとは、手塚治虫《おさむ》の漫画「ブラック・ジャック」の登場人物の名前で、患者の安楽死のために治療を行う医師である。

草壁は自殺願望が強い相手に、青酸カリの入ったカプセルを郵送していた。その中の一人がカプセルを服用して実際に自殺を遂げたことをきっかけに、草壁自身も自殺してしまう。草壁は、死ねるクスリが手元にあれば、逆説的に自殺を回避できるものと考えていたという。朝日新聞（一九九九年一月二十七日）はこれを以下のように伝えている。この事件は、以後のネット心中の先駆けとなったものだった。

東京都杉並区の無職女性（二四）が昨年暮れ、札幌市北区の男性（二七）＝昨年十二月十五日に自殺＝から宅配便で送られたシアン化カリウム（青酸カリ）を飲んで自殺した事件で、警視庁捜査一課と高井戸署は二十七日までに、事件の全容を解明した。男性は「水の成分分析」や「研究のため」と偽って購入した五百十グラムの青酸カリを、インターネットを通じて知り合った人たちに「お守り」と称して売っていた。八人から代金の振り込みを受け、うち七人に青酸カリが渡ったとみられる。警視庁は、近く男性を自殺ほう助の疑いで被疑者死亡のまま書類送検して捜査を終える。

男性は、前に青酸カリを売ったことがあった東京都練馬区の女性（二一）から「自殺したいという知り合いがいる。青酸カリを送ってほしい」と頼まれ、杉並区に住む無職女性のことを知らされた。

電話で、男性はこの女性と直接話したという。そして自殺に使われることを認識していながら昨年十二月十日、札幌市北区のコンビニエンスストアから青酸カリを女性方に送った疑い。女性は、届いた十二月十二日に飲み、同十五日に都内の病院で死亡した。

草壁は都内の私立大学の理工学部工業化学科を卒業後、一年余り札幌市の医薬品検査会社に勤めている。コンピューターで検査結果を分析するプログラム作成の仕事だった。仕事は長続きしなかった。会社勤務の後は、札幌市内の薬局で薬品の在庫管理などをしていたが、「体調不良」を理由に約四か月で辞めている。その後事件当時まで、学習塾で非常勤講師をしていた。

草壁は自殺や精神病に関するいくつかのホームページの掲示板に、主に薬品の解説などを投稿していた。彼の書き込みは、薬物に関する専門書から引用した詳細な内容だったが、掲示板の常連からは「うざい」と敬遠されることが多かった。

草壁を支持したのは、後に「ドクター・キリコの診察室」という掲示板を自らのホームページに開設することになった都内の女性である。彼女のハンドルネームは、「美智子交合」という。草壁はそのＢＢＳで投稿者の質問に答える形で薬物の情報を提供していた。その一方で、彼は自殺願望が強いうつ状態の人と直接コンタクトをとり、「お守り」と称して青酸カリを渡していた。

事件当時マスコミは草壁について、悩める人々を自殺に誘惑する死の商人であるかのように批判した。これに対して美智子交合は、事件後にまったく真相は異なると反論している。この事件を取材した矢幡洋氏の著書から引用する（この著作の中で、美智子交合は「彩子」という名になっている）。

彩子は、草壁竜次が鬱病《うつびょう》に苦しんでいた（中略）、と述べ、「草壁さんは危険な海外旅行用としてだけでなく、いつ湧《わ》き起こるかわからない自殺念慮用としても『お守り』をもっておられたのだと思います。それは草壁さんの言葉を借りれば、飲むためにではなく、あくまでも『これがあるから、いつでも死ねる。いまである必要はない。だから、もう少し頑張ってみよう』と、自分に自殺を思いとどまらせるためであったようです」（『Dr.キリコの贈り物』矢幡洋　河出書房新社）

草壁の真意がどういうものであったにせよ、「ドクター・キリコ事件」はその後のインターネットにおける自殺系サイト、自傷系サイトの隆盛の大きなきっかけになった。インターネットの普及と高速化がそれに輪をかけた。

このような自殺志向の強い人々をどう考えればいいのか？

リストカットなどの自傷行為は、およそ十年ほど前までは明らかな逸脱行為とみなされていた。ましてや、そういったことを見せびらかすような風潮などはみられなかった。それは隠すべき秘められた行為だったのである（現実には、自傷をする患者は多数存在していた）。

現在ではインターネットを開くと、自傷系のサイトがあふれている。それも単に言葉による自傷や自殺企図に関する告白や相談だけでない（この場合、自殺企図についてば大部分が処方された薬の大量服薬である）。ご覧になったことがある方も多いと思うが、デジカメや携帯電話で自らのリストカットの傷口の写真を取り込んだ書き込みも数多い。みんなでリストカットの傷の程度を競っているような、そんな雰囲気を感じることもある。

椎名カヨコさんは、私がS医師のクリニックで診ていた患者だった。お嬢さん大学として有名な女子大の英文科を卒業した後、一般企業に就職している。父親は普通のサラリーマンで、母親は主婦。弟が二人いた。一見、ごく平凡な家庭だった。元々神経質な性格だったと思うと彼女は言う。リストカットは中学の時に始めた。

嫌なことがあると、親に見つからないように、腕や胸に傷をつけるようになった。

大学を卒業後、仕事は何回か変わった。しだいに仕事が負担になった。人と話をしたり、電話をすることも辛《つら》くなった。些細《ささい》なことですべてが嫌になり、強い不安が襲ってきた。

子供の頃から、彼女は強い死への憧《あこが》れを持っていた。次の文章は椎名さんの書いたメモの一部だ。


死にたい。毎日、そのことを考えます。

会社を休みたての時二〜三か月は、私は完全に二十四時間ラリって生きていました。ベゲタミンAとヒルナミンの相乗効果なのでしょうか。何も考えないで日々を潰《つぶ》していられたんです。現実逃避できていたんですね。その間にもリストカットや自殺未遂をやらかして周囲に大迷惑をかけていましたが（汗）。

ところがラリることがなくなり、むき出しの現実に対峙《たいじ》しなくてはならなくなり、自分が何故《なぜ》生きているのか分からなくなってしまったんです。

毎日何もする気力もなく、眠剤を過剰摂取して寝逃げして彼の帰りを待ち焦《こ》がれる。

用事がある日も、帰ってきてみてもやることがなく、寝逃げする。

ラリる前の私は、どうやって生きてきたのか、どうしても思い出せないんです。

私なんて、要らないんです。

私がいなくたって社会は回っていくし、せいぜい周りの人が数ヶ月から数年悲しんでくれるだけで終わり。

じゃあ、私なんて要らないじゃん。


仕事をやめて家に引きこもった彼女は、自分のホームページを熱心に作成する。そこで彼女はサイトを訪問する人々の相談役を演じていた。それが負担でもあったが、励みにもなっていると彼女は言う。

次は、彼女のサイトのトップにある自己紹介である。

HN：椎名　カヨコ
年齢：秘密（爆）20代ってことだけ晒《さら》しとく。
ペット：フェレットを4匹飼っています♪　何度も自殺を止めてくれた、命の恩人

（笑）

趣味：音楽鑑賞。特にジャンルに関係なく、気に入ったものを聞きます。今のところ好きなのは…なんだろQUEENとか？（渋っ）

読書。好きな作家は中島らも（お約束）、筒井康孝《ママ》…しまった皆ジャンキーじゃんっ！

好き：

食べ物：タラコ・イクラ系のプチプチ卵。あと納豆。デザートでは、ベリー類に目がありません。以前、各種ベリー（半フローズン）とクリームチーズを重ねたデザートがあって、おいしかったなぁ…（垂涎《すいぜん》）

人：自分の価値観を持ってる人が好きです。それが、カヨと合おうと合わなかろうと、とにかく自分のスタイルを貫いてる人ってすごいなぁ、と思います。

あとはやっぱり、人の気持ちを少しでも考えてくれる人と、社会的常識がある人がいいですね…。

外見について言えば、椎名さんは髪の長いごく普通の年齢相応の女性だった。ただ手首から肘《ひじ》の上部までつけられた無数のリストカットとアームカットの跡が痛々しかった。

皮膚を切って、血液が出てくることが快感だと彼女は言う。しかし、そのまま死にたいという気持ちも嘘《うそ》ではないようだった。

椎名さんは、常に大量のクスリを服用していた。睡眠薬については、おそらく通常量の四〜五倍は飲んでいた。それでも、ほとんど眠れないのだといつも彼女は私に言った。さらに彼女は、頻繁にクスリの増量を要求した。

ある日の午後、他の患者の診療中に彼女から電話がかかってきた。

「今日の夜、死のうと思っています。イソミタールもブロバリンも大量に持っているから、OD（大量服薬）すれば確実に死ねます」

現在普通に使用されている睡眠薬は大量に服用しても、比較的生命に危険はない。このあたりの事情は『完全自殺マニュアル』にも記載されているし、インターネットの自殺系サイトにも情報はあふれている。椎名さん自身も、自分のホームページに向精神薬についての詳しい情報を記載していた。

しかし、彼女の言っているイソミタールやブロバリンは古いタイプの睡眠薬で、ある量以上を服用すれば呼吸が停止して確実に死をもたらす。

医者の立場としては、彼女の自殺を食い止めるために、あらゆる手段を取る必要があった。しかし、個人としてはどうかと言われると、私はどう答えていいのかわからなくなることがある。

どうして死んではいけないのか、そう私は患者から繰り返し聞かれる。ともかく、死んでしまいたい、もう生きていたくないと椎名さんのような患者は訴える。そうした患者に対して、私は彼らの心に届く言葉を持っているだろうか。彼らを思いとどまらせるひと言を言えるだろうか。

もちろん、医師という職にある者としては、自殺は最大限防止する義務があるし、これまでもそうしてきた。ただ彼らに親身になりすぎることは自殺を防ぐように働きかけることではなく、むしろ自殺することに共感する場合もある。しかしそれは自殺にそのままつながってしまう。つまり自殺を認めることになる。

椎名さんから電話をもらった時、私は彼女の同棲《どうせい》中の恋人に連絡を取った。彼はもう何度もそういう目にあっているらしく、仕事を休んでまで様子を見に帰るつもりはないと言う。仕方がないので、私は椎名さんの母親に電話をした。幸い母親は家にいて、本人のアパートに行き病院に連れてくることに同意してくれた。

夕方遅く、母親に連れられ椎名さんが受診した。様子はいつもと変わらなかった。自殺の話はしなかった。私は母親に数日一緒に過ごして目を離さないように依頼した。

もしそれでも自殺の危険が強いようなら、入院しようと私は二人に話した。

この時、椎名さんは、周りの人々がどのような行動をとるか試したのかもしれない。本気で自分を心配しているか、彼女は知りたかったのかもしれない。しかし、それは死と隣り合わせの行為だった。誰も助けようとしなければ、彼女はイソミタールで自殺を決行していたはずである。

その後も彼女は衝動的な行為を繰り返した。ある時は、自室の窓から飛び降り、鎖骨を骨折した。このときは、本気で自殺するつもりはなかったようだ。彼女はインターネットの「日記」に次のように書いている。

本日は彼氏が休みでした。ので近くのホームセンターに行ってフェレたちのご飯などを買いこんだり、お茶したりして楽しく過ごしました。8時か9時ごろになって家に帰って、楽天でアリエルグッズを探し、入札しまくり!おいおい今月の生活費大丈夫かカヨコ。そこまでは良かったのですが、彼氏と今後の生活費とか病気になっちゃったフェレの手術費をどうやって貯《た》めていくか、などの話題になり、ちょっとシリアスに。今思えば無茶な買い物をしようとしてたカヨコを彼氏が止めたことが発端なんですけど（´-`;

それから彼氏はPCでゲームを始めてしまい、カヨコは一人やることもなくベッドに座っていました。それで、ぽーんと入ってしまったんですね、鬱に。鬱々としていたら、アタマにベランダのイメージが浮かびました。突然「あ、飛び降りなきゃ」って思って、ガラガラと窓を開けてベランダに出ました。苦心してベランダに上り、ダイブしましたとも。ええ。ここは2階だし下は植え込みだったので死ねないとは思っていたのですが、頭から行けば首の骨とか折って逝《ゆ》けるかな、とわずかに期待しながら、頭から思い切っていきました。しかしどうやら肩から落ちてしまったようで…落ちている間は、特に怖いとかなかったです。とりあえず着地に向けて心構えをしてた感じで。落ちた直後は、全身が痛んで「2階から落ちても案外ダメージ食らうもんだなぁ」とか暢気《のんき》に考えながら痛みに耐えていました。

椎名さんは右上半身を強く打ち付け起き上がれなくなる。そのため救急車が呼ばれ、救急病院に入院することになった。幸いなことに、鎖骨の骨折以外に大きな外傷はなかった。二週間ほど入院したが、怪我《けが》から回復した椎名さんはうって変わって元気になった。死にたいという気持ちも、ほとんどなくなったという。彼女は自分のサイトを訪問した人たちから、メールで相談を受けている。その大部分が自殺志願者である。

深刻な相談には、自分の携帯電話の番号を教えることもある。

自殺志願者から電話がかかってくるのは、たいてい深夜二時過ぎが多いそうだ。電話の時間が二時間、三時間と長時間になることも稀《まれ》ではない。包丁を自分の身体《からだ》に突きつけているような相手に対し、「絶対にこれからいいことがあるから、絶対に死んではだめ」と彼女は電話口で言い続けているという。

第七章

psychosis leading to murders

殺人者精神病

一

精神科臨床のさまざまな場面において、患者による暴力の暴発は珍しいことではない。それは重症患者を集めた大病院の保安病棟においても、街中の小さなクリニックでも起こりうる。実際に器物破壊や威嚇《いかく》・暴言など比較的程度の軽いものから、他の患者や職員を標的とした傷害、殺人に及ぶこともみられている。

ほとんどの精神医療の関係者は、多かれ少なかれそのような場面に遭遇した経験があることであろう。にもかかわらず、これまで精神科患者における暴力の問題に対して、行政レベルにおいても、研究レベルにおいても積極的な取り組みはほとんどなされていないのが現状である。というのは、この問題は一種のタブーになっているからだ。

少々古いデータ（一九九五年）になるが、以前に私は東京都立松沢病院の急性期男子病棟（定床四十八床、保護室二室）において入院患者の示す攻撃的な行動を一年にわたって調査したことがある。この規模の病棟は、広く一般にみられるものである。

その結果、百六十四例の入院患者の中で、他の患者や職員に対する暴力、器物破壊、威嚇・暴言などの攻撃的行動が四十六例（二十八パーセント）で認められた。つまり入院患者の約三割の患者が何らかの暴力的行動を示したわけで、これは決して少なくない数である。しかしわが国においては、このような患者の発する暴力に対し医療機関としてどのように対応すべきかという実効のある対処方法は、ほとんどといっていいほど考えられていない。一般病院や街中で起これば警察沙汰《ざた》、あるいは裁判沙汰になるようなケースでも、病気の症状によるものとして、大部分は闇《やみ》から闇に葬《ほうむ》られている。

欧米の多くの国では司法精神医学という分野が独立した講座として成立し、司法機関と密接な関連を持っている。これに対してわが国では、両者の関係は司法機関から医療機関への患者の送致という一方的なものだけである。たとえば刑期の終了した受刑者が重症の精神疾患に罹患《りかん》している場合、措置入院の扱いになり精神病院に移送されることが多い。この場合驚くことには、いっさいの情報が伏せられ罪状や病気の経過も病院には明らかにされない。

これまでは精神科の治療施設の中で精神疾患患者が重罪を犯しても、最終的には病院に戻るだけの措置しかとられないことがほとんどであった（二〇〇五年の心神喪失者等医療観察法の施行によって、今後状況は変化するかもしれないが、実際は期待薄な気がする）。

このような中で、精神科における暴力の問題は、タブーとして取り扱われてきた。この問題を表立って議論することは、精神科患者が危険であるという認識を助長するものだという意見をしばしば聞くが、これは一面の真実を反映している。とはいうものの、こうした意見を論じる人の多くはいわゆる「人権派」の医師やジャーナリストであり、公平な意見とは言い難い。

凶悪事件の犯人に精神科通院歴がある、あるいは精神障害者であるというマスコミの報道によって、精神障害者全般に対する危険性がセンセーショナルに煽《あお》られる。二〇〇一年六月に起きた大阪池田小の児童殺傷事件における報道がそのよい例であろう。この事件では、マスコミは被疑者の治療過程における医療体制や司法手続きの不備を強調すべきであったが、実際は精神疾患全般への恐怖を喧伝《けんでん》しただけに終わったように思う。そして、「精神疾患イコール潜在的に凶悪な犯罪者」というイメージが強く形作られてしまった。そして最近の事件報道においても、同様な姿勢は変化がない。

犯罪と精神疾患を結びつける試みは、これまでしばしばなされている。しかし凶悪な犯罪を犯す犯人には、何らかの身体的な特徴が存在するという考えはそれほど古くからあるものではない。

個人における身体的特徴と暴力的傾向を結びつける検討は、ロンブローゾから始まった。イタリアの犯罪学者であるロンブローゾは、十九世紀後半に犯罪者の身体特徴の観察を行った結果いくつかの「変質徴候」が認められるとし、彼らは生まれながらにして犯罪者となる「生来的犯罪者」であると定義した。

彼のいう変質徴候には、小頭症、斜視、左利き《ひだりき》などが含まれるが、後に脳の形態異常が犯罪の原因であったと結論している。このロンブローゾの学説はその後の研究により否定されたが、犯罪には何らかの先天的特質が関連しているという見解は、装い《よそお》を変えて折に触れて主張されている。

精神疾患と体型の関連については、ドイツの精神科医クレッチマーがユニークな見解を発表している。彼によれば、躁《そう》うつ病、統合失調症などはそれぞれに対応する特定の体型があり、かつその体型と関連する性格傾向があるという。たとえば躁うつ病に対応するのは肥満型体格であり、循環病質（高揚と憂うつの気分変動を示し、円滑で柔軟性のある性格がその特徴である気質）と呼ばれる性格が関連していると主張されたが、現在この説は支持されていない。

ドイツの精神科医リンデルクネヒトは、精神分裂病（統合失調症）の概念が成立して間もない一九二〇年に、「犯罪性類破瓜病《はかびよう》」の概念を提唱した。彼はこの群の特徴として、思春期あるいは青年期に発症し、犯罪を反復すること、精神症状が単一である点をあげている。さらにこれらの症例の特徴として、遺伝的要因が強いこと、他人に共感する感情的な能力が乏しいことを指摘した。具体的には、他人に対する感情が欠如するだけでなく、あらゆる行動において感情が伴わないため、自らの行動の結果自分自身を損なうことにも無関心であるという。

統合失調症における感情の障害として、「感情鈍麻」という用語がしばしば用いられる。これはふつうなら感情的な反応を引き起こすような刺激があるのに感情が起こらない状態で、対人関係において喜怒哀楽の感情が鈍くなり、近親者や友人に対しても愛情や関心を示さない状態である。さらに道徳感情や美的感情も鈍くなり、周囲に対して無関心になることも多い。犯罪性類破瓜病においては、この感情鈍麻の傾向が強く出現する。

リンデルクネヒトより時代は遅れるが、フランスの精神科医グラッチェルは分裂病の犯罪について注目すべき特徴として、彼らの空想的な犯罪計画すなわち「犯罪者ロマン」がみられ、それはしばしば現実の利益と反する内容をもつとしている。次のケースはグラッチェルがあげている例である。

飽きやすく怠惰な子供で、吃音《きつおん》、チックなど神経症症状があった。早くから盗癖があらわれ、冒険的な放浪生活に憧《あこが》れた。化学者になるという現実離れした計画をたて、熱狂的な映画ファンになった。不器用な盗みを繰り返した。一八歳、銀行強盗と贋金《にせがね》づくりのために拳銃《けんじゅう》を手に入れた。自動車を奪おうとして抵抗され、運転手を射殺した。無関心さが目立ち、平然と犯行を否認しながらも、無実を証明する努力がみられなかった。後悔や不安はまったくうかがわれなかった。科学者、小説家、映画俳優、極地探検家、あるいは「有名な犯罪者」になるという計画については熱心に語った。(『分裂病犯罪研究』中谷陽二　金剛出版)

このような犯罪に至る心性の解釈は現在でも有効な部分が少なくない。しかしいずれも少数例による経験に基づくものであり、必ずしも一般化できない。

最近は生物学的精神医学の発展によって、犯罪に関しても遺伝学的研究が行われるようになってきている。その中で凶悪で暴力的な行動と染色体異常（とくにXYYなどの性染色体異常）の関連は一九六〇年代から指摘されてきた（通常の性染色体は男性XY、女性XXであるが、これに異常がみられるものが性染色体異常である）。イギリスのヤコブスらは、特殊病院に入院中の「危険で暴力的あるいは犯罪傾向を持つ境界線知能」を持つ男性百九十七例の染色体検査を施行し、七例にXYYを見出《みいだ》した。この研究は、XYY症候群を司法精神医学の領域で初めて取り上げたものである。

その後の研究において攻撃的行動、犯罪などと本症候群が高い関連を持つことが支持されたが、より緻密《ちみつ》な研究によって、この関連性もまた次第に否定されるようになった。最近では、一般人口におけるXYYと犯罪・非行者におけるそれとの間には有意な差がないという結論に達しているものが多い。たとえばニールセンら（一九八一年）は計十三年間に出生した三万四千九百十例のなかで発見された性染色体異常七十八例の経過を追跡したが、知的障害は出現していたものの、犯罪傾向の増加はなかったとしている。

他の染色体異常としてクラインフェルター症候群などがよく知られるが、犯罪傾向の増加は明らかではない。いずれにしろ暴力や凶悪な犯罪傾向が染色体異常を認める個体に特徴的ということはなく、染色体異常によって知的障害がもたらされ、これによって犯罪が誘発されていると考えるのが妥当であろう。

二

一方、出生後早期の脳障害が、後の暴力傾向・犯罪傾向と関連するという仮説は、一九七〇年代から提唱されてきた。ピルとして用いられていた古いタイプの合成黄体ホルモンには、強い男性化作用があることが知られている。アメリカの精神科医であるレイニッシュは胎児期に合成黄体ホルモンに曝《さら》された児童を対象に攻撃性を検討したところ、同剤に曝されなかった同胞と比較し有意に攻撃性が高いことを示した。しかしこの所見は、その後の追試によって否定されている。

ドイツの児童精神科医レンプは、胎生期から出産後一年あまりの間に子供の脳に加わった侵襲《しんしゅう》（物理的・化学的な作用による障害）は共通の症状を示すとし、これを「早幼児期脳障害」と名づけた。この症状として、感情不安定、衝動性など、犯罪と関連するものを含んでいる。

このレンプの概念は、後のアメリカにおける微細脳障害（ＭＢＤ）の概念につながる。アメリカの精神科医クレメンツは、脳にごく軽度の異常所見が想定され、多動、注意障害、社会的不適応などを示す一群を微細脳障害と呼んだ。ただ当時の検査方法では、脳の異常を証明することは困難であった。このMBDの概念は、以後の診断基準においては、ADHD（注意欠陥多動性障害）、行為障害などに細分化されていった。いずれにしろ、胎生期あるいは出生後早期における脳への侵襲（出産時における仮死など）が、小児期以後の個体の異常行動と何らかの結びつきを持つ可能性は認めるべきであろう。重要な点は、単に侵襲があったかどうかということではなく、どのような脳部位へのどの程度の侵襲が暴力傾向、犯罪傾向をもたらすかという点の検討である。

残念ながらこれらの点については、明らかになっていない。ADHDについては、神経伝達物質の異常という捉《とら》え方もあり、必ずしも脳への侵襲を前提にはしていない。また臨床的にADHD患者を検討しても、社会適応が不良のものは少なくないが、多動があっても暴力傾向は必ずしも強いとは言えない。これらの点を十分に認識してからないと、「早幼児期脳障害」の概念は単なるレッテル貼《は》りに陥る危険性が強い。

最近では画像診断学的研究を用いて犯罪者の脳障害の検討が行われている。アメリカのブレイクらは殺人を犯した被告人を対象にMRIとCT検査において、十九例中九例に脳の萎縮《いしゅく》や白質化を認めた。またイギリスのレインらは精神病質者の一部において、脳梁《のうりょう》、海馬《かいば》の構造的異常を報告している。

このような研究を踏まえて精神科医である福島章氏は殺人を犯す犯罪者は特殊な精神疾患に罹患しているとし、これを「殺人者精神病」と命名した。彼は精神鑑定を行った五十例の被告人にCTおよびMRI検査を施行した結果、脳の形態的異常は重大殺人群では六十パーセントにみられたのに対し、その他の群では二十一パーセントに過ぎなかったと述べ、そのような脳の器質的異常が凶悪な犯罪の原因であると主張した。

ここで問題となるのは、脳の異常の内容である。福島氏は質的異常と量的異常を合わせて形態的異常とみなし、質的異常の内容としては、くも膜のう胞（発生異常によって生じるくも膜下腔《くう》、硬膜下腔にできるのう胞）、頭蓋《ずがい》披裂《ひれつ》、多発性脳梗塞《のうこうそく》、小頭症（頭囲が平均値より2SD以上小さいもので、染色体異常、出生時障害などが原因となる）などであり、量的異常は脳溝（脳の表面にある溝）や脳室（脳の内腔で脳脊髄液《のうせきずいえき》で満たされる）の拡大、左右の非対称を含めている。

脳の形態異常が異常な攻撃的行動と関連している可能性は十分に予想される。しかしここに福島氏のあげたような多発性脳梗塞など一般的な異常所見のみで、殺人者精神病という概念を提唱するのは明らかに行き過ぎである。

このような乱暴な仮説は、精神・神経疾患に対する偏見を助長するだけであろう。

脳の異常を暴力的な衝動と関連させるなら、脳の異常と暴力がどのように関連するのかその具体的なメカニズムを納得のいく形で示すことが必要である。

福島氏の殺人者精神病と関連する用語として、ゲーム脳という新造語がある。「ゲーム脳」は、日本大学文理学部教授の森昭雄氏が、二〇〇二年七月に出版した著書『ゲーム脳の恐怖』（NHK出版）において提示した造語（ネオロギスム）である。正直なところ、このゲーム脳という概念は、批判する価値もないほど無意味で根拠のないものである。ただの戯《ざ》れ言《ごと》と言ってもよい。しかし、マスコミはさっそくこれに飛びついた。凶悪犯罪とゲーム脳を結びつける論調もいくつかみられる。最近の記事であるが、「Ｆｒｉｄａｙ」（二〇〇五年五月二十七日号）は大阪寝屋川市の小学校で教師を殺害した少年が「バイオハザード」などのゲームに熱中していたことから、彼がゲーム脳の状態で、これが殺人を起こす原因だったかもしれないと示唆《しさ》している。

現在テレビゲームは若者や子供の間で広く普及しており、ゲームセンターやネットカフェなどでゲームに熱中する者も数多い。森氏は、独自に開発した脳波計でテレビゲームを行っている人の脳波を計測した結果、ゲームに熱中している人の脳波にはベータ波が出ない場合があることを発見した。そしてこの状態の脳波は痴呆症《ちほうしょう》（認知症）患者と同じものであるとし、脳の重要な機能を司《つかさど》る前頭前野にダメージを受けているという説を主張している。

この珍説に国の予算が数十億円もつくというから驚きである。

「ゲーム脳」解明へ1000人調査　子供を10年間追跡／文科省

長時間テレビにかじりついたりゲームを続けたりする子供が、ひきこもりやキレやすい性格になると指摘されていることから、文部科学省は十日、子供千人を対象にした大規模な追跡調査に取り組む方針を固めた。テレビの視聴時間をはじめとする生活状況と、子供の性格や健康状態などについて、乳児期から小学校まで十年間にわたって追跡。生活環境が脳の発達にどう影響するかを探り、教育方法の改善などに役立てる。

追跡調査は、専門家を集めた同省の検討会が、十日まとめた最終報告書で提言した。

これを受けて、同省は来年度から十年間で数十億円をかけ、調査に入る計画。各地の医療機関などを通じて親に協力を求め、定期的にアンケートを行うほか、脳の画像診断も実施する。（読売新聞　二〇〇三年七月十一日）

森説では、ゲームをすることでベータ波が激減してほとんど出ないようになるという。普段ゲームをしていない人はゲームをやめるとすぐに回復するが、一日に何時間もゲームをするなどゲーム漬けになっている人は回復が遅く、高齢者の痴呆症患者と同じような波形を示すと主張する。森教授はこれを指して「ゲーム脳」という言葉を造った。

医学の素人《しろうと》であれば、森説を素直に信じてしまっても不思議ではないかもしれない。脳波とかベータ波とか言われれば、そういうものかと思うことであろう。これに対し精神科医の斎藤環氏はインターネット上で、「森さんという方は、脳波の初歩的知識すらない」と斬《き》り捨て、以下のような批判をしている。

間違いはいくらでもありますが、目に付いたところを二、三挙げておきます。

問題になっている「痴呆ではβ／α値が低い」という新（珍）説（六六頁《ページ》）は、森さんが独自にとなえている説で、痴呆の臨床医にとっては事実ではありません。

つまり森さんの論理は自前の新説と新説をくっつけるというアクロバティックな展開になっていて、まともな学問的には大いに問題があります。

この方は脳の専門家を名乗ってはいますが、経歴から考えても、おそらく脳のことを何一つ知りません。この本はトンデモ本と言われていますが、ユーモアや芸にも欠けておりますから、これは単なるスキャンダル本でしかありません。

斎藤氏の指摘通り、森氏は脳波の基本をまったく知らない。ヒトの正常脳波は通常アルファ波と少量のベータ波から構成されているが、森氏はこのアルファ波のことを徐波と呼んでいる。しかしこれはまったくの誤りで、徐波というのはシータ波あるいはデルタ波を示す。このような誤謬《ごびゅう》は多数あり、森氏が脳波についてまったく無知であることを示している。さらに正常脳波においてベータ波はまったく出現しないこともある。したがってベータ波の出現量が少なくても、異常でも何でもない。これは医学の初歩の知識である。

ゲーム脳で思い出すのが、十年あまり前の「脳内革命」のブームだった。この脳内革命という概念も中身のない議論に由来する空疎《くうそ》な概念であったにもかかわらず、空前のベストセラーを記録していた。著者が有名大学医学部卒である現役の医師という理由もあったかもしれないが、脳という未知の領域が容易に理解できそうだと思うと、多くの人が飛びついてしまうようである。

殺人を犯した山形恵子さんには、周産期における障害もなければ、脳の画像検査における異常も認めず、またゲームの愛好者でもなかった。

三

彼女の家は、幸福な家庭ではなかった。両親の折り合いは悪く、恵子さんが六歳のとき、父親は家を出て別居している。その後母は新興宗教に凝るようになった。終日母が唱えている祈りの言葉が、嫌で仕方がなかった。恵子さんは母から信仰を強要されたことを覚えている。

経済的な事情もあり、高校は定時制に入学する。勉強は好きでなかったので、入学先に満足していた。間もなくそこで知り合った男性と付き合うようになる。相手は中古車販売の会社に勤務していた。仕事はとても忙しいようだった。

恵子さんは、彼のアパートに頻繁に出入りするようになる。初めは彼も優しかった。恵子さんはこの関係に満足していた。しかしいい関係は長くは続かなかった。男性がいらいらするとすぐ暴力をふるうようになったからだ。恵子さんも気が強い方だったので、負けていなかった。二人の間に諍《いさか》いが絶えなくなった。

妊娠したことがわかったとき、彼は喜んでくれるものと彼女は思った。しかし答えはまったく違った。

「すぐに中絶しろ。子どもなんて育てるのは面倒だ」

そう言われて恵子さんは何もわからなくなった。世界が終わりになるような気持ちになった。泣きながら、彼の身体《からだ》をこぶしで叩《たた》いた。初めは彼もなだめていたが、恵子さんの激昂《げっこう》がなかなか収まらないため、彼女を部屋の隅に突き飛ばした。

どれ位の時間かわからないが、彼女はしばらくそこにうずくまっていた。音が何も聞こえなくなった。痛みは感じなかったが、恵子さんはおかしな気持ちになった。

「殺してやる」

そういう考えが急に浮かんだ。ふらつきながら立って台所に行った。まな板の上にあった包丁を手にした。ガクン、ガクンと身体が揺れる。全身が熱くなり、汗がドッと吹き出した。

恵子さんは包丁を手に、台所から居間に戻った。視界全体が真っ暗になったような気がする。彼は部屋の隅で壁にもたれかかりつけっ放しのテレビを見ながら、ビールを飲んでいた。

居間の入り口で恵子さんは彼を見た。何の感情も浮かばなかった。彼女は数歩後ずさりした後、身体の前に包丁を構え彼に向かって突進した。

凶器が彼の身体に刺さる前、恵子さんは彼の表情を見た。彼は呆然《ぼうぜん》として何が起こっているのかわからないようだった。抵抗らしい抵抗はなかった。包丁が身体に刺さり、生暖かいものが手や腕にかかるのを感じた。

このままでは死んでしまう、恵子さんは急にそう思った。急いで一一九番にかけて、絶叫する。

「助けてください。彼が血まみれで死んでしまいます！」

その後のことを恵子さんはよく覚えていない。彼女は気がつくと取り調べを受けていた。警察に勾留《こうりゅう》され、何回か事情聴取を受けた。その中で、彼が収容先の病院で亡《な》くなったことを知った。

精神科医の面接もあった。恵子さんは結局罪に問われなかった。裁判も開かれていない。

そのかわり「病気」ということで、精神病院に入院になった。入院は半年ほどだった。

その後彼女は家に引きこもる時期と、ある程度元気になりアルバイトができる時期を何年も繰り返している。調子のよくない時は何もやる気が起きず、一日中家にいる。入浴もしない。ずっとテレビを見ていて、過食を繰り返した。

彼女は突然気持ちが不安定になり、「世界が終わってしまう」とパニックになることもあった。そういう時は興奮状態になり、過去の「殺人」の記憶が急によみがえり混乱状態に陥る。その混乱した状態のまま気分がハイになり、急にあらゆる知り合いに電話をしたりもする。しかし恵子さんは、自分の犯した殺人事件のことを悔いることはないという。

母親を殺害した殺人者である坂下由美子さんは、病棟でよく笑みを浮かべていた。ただ彼女の笑みは、精神科病棟でよくみられる「空笑」と呼ばれるものとは異なっていた。というのは、坂下さんの病気は、精神科に多い統合失調症ではなく摂食障害だったからである。

由美子さんは甘えん坊の一人っ子で、幼い頃からいつも母親がそばにべったりついていた。父親は大手のメーカーに勤務する組合幹部だったが、家庭では影は薄かった。仕事が忙しいと、深夜に帰宅することも稀《まれ》ではなかった。彼女は中学二年のとき、体調が悪く試験を休んでから、学校に行けなくなった。いじめはなかったが、もともと学校が好きではなかった。続けて休むと、なおさら行くのが億劫《おっくう》になった。

それからしばらくして、彼女は摂食障害になった。はっきりとしたきっかけがあったわけではない。食物を口に入れそれを咀嚼《そしやく》して飲み込む行為が、とても嫌なことのように急に感じられたのだ。できるだけ、何も口に入れたくなくなった。食べるのはゼリーとか飲み物だけになる。

しかし一転して、過食になることもあった。菓子やジュースをできるだけたくさん買いこんだかと思うと、それをいっぺんに食べてしまう。そしてすぐに口に指を入れて吐き出すのだ。さらにごみ箱をあさったり、生の肉を食べたり、あるいは砂糖を山盛りにしたパンを食べたりもする。母親はそういう彼女の行動に、奴隷《どれい》のように従っていた。一言も文句を言わなかった。彼女は坂下さんの機嫌をとっていれば、いずれ改善すると思っていたようだ。

しかし母親の辛抱は無限に続くわけではなかった。彼女は毎晩、母親と枕《まくら》を並べて寝ていた。抱き合って眠ることもあった。ところがある晩、坂下さんが母のふとんの中に入りこもうとした時、母親が邪険に払いのけようとした。坂下さんはその時激しい憎悪《ぞうお》を感じ、包丁で母親をめった刺しにして殺してしまう。

やせ細るまでの摂食障害を患《わずら》った彼女には責任能力がないということで、不起訴になった。そしてその後、精神病院に措置入院となる。

二十代の半ばというのに、私が病棟で見る彼女はいつも幼い子供のようだった。病棟のデイルーム（日中に入院患者がくつろぐ部屋で、読書やゲームなどができる場所）で、テレビのバラエティー番組を見ながら、由美子さんは何も辛《つら》いことなどなかったかのようによく気楽に笑っていた。

それは自然な笑顔だった。彼女にとって、死んだ母親は、目の前のテレビ番組やチョコレートや炭酸飲料とさしてかわりないものだったのかもしれない。

第八章

clans of the alphane moon

アルファ系衛星の氏族たち

一

SF作家フィリップ・K・ディックのある作品（『アルファ系衛星の氏族たち』創元SF文庫）は、精神疾患患者のみが暮らす惑星が舞台になっている。そこでは破瓜病《はかびょう》（統合失調症のサブタイプの一つで、思春期頃に発症、徐々に人格水準が低下し欠陥状態に至るもの）患者の集まりであるヒーブ族や、うつ病患者の集まりであるデップ族のように、患者たちは病気ごとに別れて自治を敷いている。これはディック特有のアナロジーであり、アルファ系衛星とは地球そのものなのであろう。この章ではアルファ系衛星の主な住民である精神分裂病（統合失調症）など、妄想を主症状とする疾患について述べる。

醜形恐怖症、または醜貌《しゅうぼう》恐怖症ともいう病気がある。自らの顔、またはその一部が非常に醜いと信じ込み、そのことに対し恐怖感に近い感情を持つ病気である。これもまた境界例と同様、患者はほとんどが女性である。

聞き慣れない病名かもしれないが、これは昔からある病気である。対人恐怖症の一種だとも言われている。

豊島区生まれの篠田恵子さんは、すらりとした美人だった。この人が、「自分の顔がブスで、周囲の人が顔のことで自分を悪く言っている」と確信しているとは簡単には信じられない。

篠田さんは自分のこれまでの身の上を不幸だとは感じていなかったが、周囲の人々とは変わった人生を歩んだと思っている。彼女のたどった身の上が、醜形恐怖と関連しているのかどうかはよくわからない。

彼女の父親は定職を持っていなかった。元々は歌手を志していたがまるで芽が出ず、その後は株に凝って大きな損を出す。生活費は母親のパートと祖父母の援助でまかなっていた。篠田さんの家にはいつもお金がなく、何でも買ってもらえる友達をうらやましい目で見ていた。

高校に入学してから、不運が彼女を襲った。交通事故で膝《ひざ》を骨折し、歩行に杖《つえ》が必要になったのである。それをきっかけに、嫌だった高校はやめてしまった。しかしそのことが篠田さんの運をよい方に変えたのかもしれない。その後彼女は必死に勉強し大検を取り、ある国立大学の法学部に入学する。就職もうまくいった。大手の出版社に就職できたのである。

仕事は順調だった。残業も多く忙しかったが、割り当てられた編集の仕事は楽しかった。恋人もできた。会社の同僚だった。思い起こせばこの頃が、彼女の人生でのピークだったのかもしれない。

醜形恐怖が始まる予兆はしばらく前からあった。数年前から彼女は左の瞼《まぶた》が気になって仕方がなかったのである。自分でも理由はよくわからない。母親や恋人にその部分がおかしいと思うかと聞いてみたこともあったが、なんでもないと言われるだけだった。

その瞼の点を除けば、自分の顔はまあまあだと彼女は思っていた。寝起きのひどくむくんだ顔を見ると本当にブスだなあと思うこともあったが、会社の同僚たちと自分の容姿を比べても劣っているとは思っていなかった。

病院を受診する一年ほど前から、仕事に慣れた篠田さんはインターネットのあるサイトに頻繁に出入りするようになる。そこは有名作家のファンサイトだった。作家や出版関係者、デザイナーなどが常連でいた。彼女もBBSに他愛《たわい》のない話題や仕事柄知り得た出版関連の話を書き込むようになり、サイトの常連連中からも一目置かれるようになった。しばらくしてオフ会で何人かと会った後、サイトで彼女は予想外に持ち上げられてしまう。

これは篠田さんにとって、うれしいというより不安な出来事だった。「すごい美人で、頭もいい編集者」などと言われると、少し良い気分になったりもしたが、それよりも本当の自分を知られたらどうしようという心配が強くなった。自分の顔はまあまあだとは思うが、すごい美人でないことはわかっている。

「もっと美人になりたい」そう篠田さんは思った。いつも人の目が気になった。きれいな人を見ると嫉妬《しっと》心《しん》と引け目を感じ、人と会うのが苦痛になった。ある時電車に乗っていて、自分の顔が崩れていくような感覚に襲われ、それをきっかけに彼女は精神科を受診した。

病院から処方されたクスリを飲んでも、不安感や恐怖感はあまり変化はなかった。日によって自分の顔が醜く見えたり、美しく見えたりするようになった。

病院を受診して二か月後、出張先のホテルで自分の顔を見たとき、彼女は「信じられないほどの衝撃」を感じた。自分の顔が一晩のうちにもうどうしようもないほど、醜いものに変わってしまったように思えたのだ。いったんそう感じると、もう収拾がつかない。以後、彼女はそう感じ続けることになる。

周囲の人が自分の顔のことを悪く言っているような気がする。電車に乗っている時も、歩いている時も、いつも表情を作り、醜く見えないように注意するようになった。いつも手鏡で、彼女は顔がおかしく見えないかチェックした。顔が気に入らず駅のトイレに駆け込み、あれこれ化粧を三十分以上もしていたこともあった。仕事にも次第に影響が出てきた。会社の同僚が自分の顔の醜さに気がついているに違いないと思い、広いフロアにいるのが苦痛で仕方なかった。そのため、自分のデスクを離れることが多くなり、仕事の能率は極端に落ちた。

この頃、篠田さんは数軒の美容外科や歯科矯正のクリニックを受診している。実際に歯科矯正も行ったが、満足する結果は得られなかった。

そんなある日、彼女はパニック状態になった。理由もなく不安感が強くなり、ガタガタと震えが止まらない。恋人の男性を電話で呼び、来てもらった。彼女はボロボロ涙を流し続け、男性が何を聞いても答えられなかった。篠田さんはそういう状態で、私の勤務していた精神科に入院となる。

初めに述べたように、篠田さんは決して醜い顔ではない。それにもかかわらず、彼女は自分の醜さを確信すらしていた。しかし、どこが気に入らないのかと尋ねてもその答えは曖昧《あいまい》だった。瞼のあたりを気に入らないということもあったが、「顔の調子」が悪い時とそうでもない時があるのだと彼女は主張するのである。

「『顔の調子』が悪いと、どうしようもなく不安が強くなる」そう繰り返した。

篠田さんは安定剤を増量することにより、職場復帰は可能となった。しかし自らの顔の「醜さ」についての確信に変化はなく、美容整形を行うことを切望し続けている。数か所、相談した美容外科や形成外科ではいずれも手術を断られるという状況だ。つまり手術は必要ないほど「きれい」だったということなのである。


都下西部出身の三橋高子さんは、看護学校を卒業したばかりの看護婦だった。その年の四月から、新人として私の勤める病院の精神科に配属となっていた。精神科は自ら希望したという。住まいは病院の中の寮だった。個室1DK、十分な広さだった。

高子さんの「見た目」は普通だった。多少表情が硬いことがあるのは、緊張のためかと私は思っていた。若手の研修医とも、時々遊びに出かけているらしかったが、決まった交際相手はいないようだった。仕事はきちんとこなしていた。彼女の書く看護記録は丁寧で、内容もしっかりしたものだった。一人残って仕事をしていることもあった。

だから彼女から相談があると言われたときは、日常的な話だろうと私は思っていた。

研修医のだれかとの付き合いで、揉《も》めているのかもしれないと考えていた。そういうことは珍しくはない。

だれもいなくなった夕方の外来で、私は彼女の話を聞いた。しかしそれはまったく予想外の内容だった。

「自分の思っていることや、考えていることが、口で言わなくても周りの人に伝わっているようでつらいんです」

「私の視線が他人を不快にさせているようで、帽子を深くかぶって外出したり、下を向いて歩いているのです」

「みんなが私の悪口を言っていたり、笑われているように感じる。バカとか死んじゃえとか、汚いと言われているような気がする。外出時は気にならないように、イヤホンで音楽を聞いている。それでも、他人のしぐさを見てバカにされているのがわかる」

「宿舎、実家、外にいても見張られている感じがする。空気が重たい」

「人間の形をした黒い影のようなものが、家の中ではすみにいたり、外出中は尾行されている」

「私は生きていていいのかわからない。私の存在は否定されている。私は生きてこなければよかった」

「死ねと言われたら、死にたくなる。殺してほしい」

高子さんは、淡々と自分の思いを語った。

感情的になることはなかったが、無表情な顔からは、涙が次々とこぼれ落ちていた。どんなに彼女は辛《つら》い毎日を過ごしていたことだろうか。

自分の考えが周囲に伝わってしまうと思い込む現象を「考想伝播《でんぱ》」と呼び、統合失調症（精神分裂病）の一級症状の一つとして定義されている（一級症状とは、ドイツの精神医学者クルト・シュナイダーによって、統合失調症の診断に重要な症状としてまとめられたもの）。その他にも彼女には、被害関係妄想や幻聴、幻視などの症状がみられた。さらに彼女には、周囲が不気味な感じがする「妄想気分」も認めている。

三橋さんはこれらの病的な体験に苦しめられながらも、毎日の忙しい勤務をこなしていたのだった。そして私はごく近くで働きながら、そのことにまったく気が付いていなかった。しかも専門でありながら。

「でも仕事は休みたくないんです。職場で働いていた方が自分のことを考えないですむから」

寂しそうに彼女はそう付け加えた。

しかしそういうわけにはいかない。私は彼女の母親に電話をかけて、三橋さんは幻覚妄想状態で統合失調症に罹患《りかん》していると病状を話し、寮まで来てくれるように依頼した。母親は協力的で、しばらく寮に泊まり込み彼女の面倒をみた。私は彼女にクスリを処方した。

ただ三橋さんの幻聴や被害妄想は、抗精神病薬の投薬によってもなかなか改善しなかった。私は彼女に休息を勧め、三橋さんはそれに従った。しかし彼女の自殺への志向は収まらなかった。最終的に三橋さんは、実家の近くの精神科に入院することになった。

急性期の統合失調症の症状は切迫したものであり、三橋さんのケースのように自殺の危険も大きい。その時期、どういう治療をするかということで、その後の患者の人生が大きく変わってしまう。

統合失調症の初期の症状について、ジェームス・チャップマンというイギリスの心理学者は、ある専門の学術雑誌（British Journal of Psychiatry）で一九六〇年代に次のような記載をしている。

外界の種々の刺激に対して必要な刺激を選択的に拾い出し、不必要な刺激を棄却する過程の障害がみられ、そのために刺激過多となり全体像の把握が困難になる。外界の刺激が過多になると患者の意識は感覚情報が氾濫《はんらん》し、過敏で、混乱した状態に陥り、短時間後、逆に感覚性の体験よりまったく切り離された状態に陥る。その間、患者は無動、無言、言語的刺激に応じず、瞬目（まばたき）は減少ないしは消失し、一点を凝視している。

ヒトは常に外界からの情報を取捨選択している。この過程を「認知」と呼ぶ。その処理は自動的なものと意識的なものがあるが、常に膨大な量の情報を捨てるかあるいは無視することが必要である。しかし統合失調症においては、この選択の過程に障害がみられるため、過剰な情報が中枢《ちゅうすう》神経に入り込む。このため患者は混乱状態に陥ってしまう。さらにこれが昂《こう》じると患者はほとんど反応ができない状態になる。これを「昏迷《こんめい》」と呼ぶ。

しかし、病気が慢性化すると統合失調症の症状は、どこかユーモラスなものに見えることもある。次の例は実際にあった会話である。

患者：「自分は人とうまく話ができないんですよ。どうしたらいいんですかね？」

医師：「人様々だから、その人にあったようにやればよい。うまく話せない人は、無理して話そうとしなくていい」

患者：「前の会社の＊＊課長にも同じことを言われた。＊＊課長から話があったんですか。話をしているんですか！」

これは、認知障害とか思考障害と呼ばれる症状である。もう一例あげよう。

患者：「今日、精神保健センターに電話をしたんです。終わって切るときに、相手の若い女の人が『ありがとうございました』と言ったんです。それが、自分に好意を持っているように思えたんですけど、どう思いますか？　何でありがとうって言うんですか？」

統合失調症の認知障害をチェックするために、実際の会話を分析することが行われている。具体的には、常識を問う設問とことわざの意味を問う質問をして、それに対する回答の異常を検討する。患者においては、言葉の奇妙な使用法や、曖昧な独特な信念がしばしばみられる。

問：「なぜ私たちは悪い友達とつき合わないようにしなければならないのでしょうか」

答：「自分たちが純粋な人間だから」

この答えは一見まともだが、冷静に考えれば奇妙だ。「悪い友達に影響されるから」というような答えが一般的なものである。次の例は別の問に対するものである。

問：「街で、宛名《あてな》が書いてあって新しい切手が貼《は》ってあって、封をした封筒を拾ったらどうしますか」

答1：「消印があるんですか？　そのまま見捨てて歩きます」

答2：「交番に届けます」

この問に対しては「ポストに入れる」というのがもっとも一般的で常識的な答えだ。

さらに、言語が崩壊しかかっているのではないかという場合も見られる。言葉は話されているが、意味はほとんど摑《つか》めない場合もある。次の例は思考の筋道がたどれないものである。こうした状態を「連合弛緩《しかん》」と呼ぶ。

問：「『虎穴《こけつ》に入らずんば、虎子を得ず』の意味を答えてください」

答：「あれですか。田舎の古い言葉ですか。諺《ことわざ》ですか。つまり詩とかそういう方面のあれですよね。考えてみれば、落とし穴にはまったとかそういうことなんですか？　虎穴に入らずんば、東北の言葉じゃないですか。そっちの大阪弁だの何弁だのあるけど、だから東北の人とか、話すときあのー、入らずんばっていうのは東京でそんな言葉使わないじゃないですか。そういうふうな話じゃないですか。だから、多分それでいいんじゃないですか」

連合弛緩がさらに重症になると言語は解体し、文法的な構造も欠落し意味をなさなくなる。この状態は統合失調症の終末期（荒廃期）でみられ、「思考滅裂」と呼ばれている。

二

統合失調症はこれもまた他の疾患と同様に、家族の病理が生み出すものであるということがさかんに議論されたことがあった。その中でもっともよく知られているものが、アメリカの文化人類学者ベイトソンの「二重拘束説」である。これは親、とくに母親から二つの相反するメッセージを受け取った子供がその矛盾を指摘できず、しかも応答を強《し》いられる状態になることが、統合失調症の発症に関連するという説である。具体的には母が子供にこちらにおいでといい、子供が親に近寄ると突き放すような態度をとり、子供が離れようとすると叱《しか》るというふうに、親の言葉と態度が食い違い、二つ以上の矛盾した情報が子供に伝達される状況である。ベイトソンは、このような状況が続くと、子供はどうしてよいかわからず、次第に閉じこもって自分の意志を伝えられなくなり、自分からの伝達や他人からの伝達の意味を識別する能力を失った行動をとるようになると主張した。

この矛盾したメッセージを発生する母親は諸悪の根源のようにみなされ、「分裂病を作る母親」とも呼ばれた。しかしこのような心因説は現在では完全に否定されている。親にとっては子供が重い病気にかかった上に、自分に責任があると非難されるとはあまりにひどい仕打ちであった。

もっとも、現在でもここまでではないが、精神病の原因を心因論的に解釈する風潮は少なからずある。やはりその方が理解されやすいからかもしれない。

最近ある大企業に勤務する女性と話しているとき、統合失調症のことが話題になった。彼女は、「ああいう精神病みたいなものは、子供のころ、親に虐待《ぎゃくたい》に会うとか悲惨な経験をするとなるんでしょう」と言う。私はそれを聞いて、まったく唖然《あぜん》としてしまった。これだけ「心の病」がマスコミで話題にされ、精神科医や心理学者がテレビのコメンテイターとして活躍する世の中になっても、精神病のことを一般の人は理解していないのだということをあらためて認識した。

私はそれから、彼女の話している病気は「PTSD」のことで、統合失調症はむしろ脳の疾患であり、神経伝達物質と呼ばれる調整因子の異常が原因であることを説明した。しかし、彼女に私の話はあまり理解されなかったようだった。

ちなみにこの統合失調症という病名は、患者を抱える家族会の要請によって精神分裂病から改称されたものである。この改称を喜んでいる向きも少なくない。しかし、病気の実態に変化があったわけではない。

財団法人が独立行政法人と名前を変えて、ほとんど変化なく生き残っているように、改称を病気の深刻さを覆《おお》い隠す隠れ蓑《みの》にしてはいけない。ちなみに、この疾患名が日本に紹介された大正年間当時においては、「精神分裂病」ではなく、「精神かい離症」あるいは「精神分離症」と訳されていたらしい。

彼女がそのような奇怪な話を始めるとは、私は予想もしなかった。その患者、大原洋子さんは、年の頃は四十代の前半で上品ないでたちの人だった。「パニック障害」というのが彼女の病名だった（これは全くの誤診であった）。

パニック障害は電車の中などで急に動悸《どうき》や息苦しさが生じ、強い不安・恐怖感を伴うものである（これをパニック発作と呼ぶ）。私は彼女の症状に対して、ソラナックスなどの安定剤（抗不安薬）を投与していた。安定剤は特効薬とまではいかないまでも、大原さんのパニック発作の予防について一定の効果はあるようだった。

大原さんには二人の娘がいた。夫とは数年前に離婚していた。なぜ離婚したかという点について、彼女は言葉を濁した。娘の一人は大学生で、もう一人は中学生だったが、下の娘は学校を長期欠席している。大原さんも登校させようとはしていなかった。

大原さんの一家がどのようにして生計をたてているのか、私にはまったくわからなかった。彼女は、自分自身は宗教研究家であると言っていた。実際、私は彼女が専門誌に書いた仏教に関する論文を見せてもらったことがある。

京都や奈良の古刹《こさつ》にも知己が多いらしく、よく泊まりがけで出かけているという。ただ新幹線でパニックの症状が出やすく、その時はクスリを多めに服用していた。しかし大原さんは研究機関や大学に勤務しているわけではないので、定期的な収入はないはずだった。離婚した夫が援助していたのかもしれないが、それは私にはわからなかった。

「羽生《はぶ》さんという人を知っていますか」

ある日、診察の途中で突然彼女が言った。

「将棋の羽生さんですか？」

私は彼女がなぜ棋士の話をするのか不審に思った。

「この間羽生さんに会って、意見をしてきたのです。将棋会館の地下の店でしばらく話をしました」

「大原さんは、羽生さんとお知り合いなのですか？」

私は半信半疑で聞いた。

「いいえ、その時が初対面でした。ただ彼に危機が迫っていることがわかったので、それを伝えに千駄ヶ谷の将棋会館まで行ってきたのです」

彼女は真剣な顔つきで答えた。

「もうすぐたいへんなことが羽生さんの身に起きます。それを忠告してきたのです」

「たいへんなことって？」

「それは、まだ言えません」

彼女はそう言うと、思わせぶりな笑顔を見せた。

その次の診察の時だった。大原さんは二十歳くらいの若い男性と一緒に病院に来た。どこかひ弱な感じのする男性だった。まだ高校生のようにも見えた。

「これは私の息子です」

そう彼女は言ったが、私は当惑した。大原さんに娘はいたが、息子はいないはずだった。私には訳がわからなかった。

「もちろん彼と、血縁関係はありません。彼は信頼できる弟子であり、精神的な息子であると言うのが正確です。今は彼は家で一緒に家族として暮らしています。これから私は八人の仲間を集める予定です。そうすれば、怖いものは何もありません。現在まで、私の家族三人と彼で合わせて四人まで集まりました」

そう言うと、彼女はバッグの中から黒い手帳とリュックサックを出して私に渡した。

「これは先生へのプレゼントです。先生の命を助けようと思って持ってきたのです」

「よくわからないので、ちょっと説明してもらえますか」

「これまで詳しい話はしませんでしたが、私の先祖は高貴な人でした。先生も知っていると思いますが、源義経《みなもとのよしつね》です。羽生さんにも、すこしだけ義経の血が入っています。だから羽生さんも助ける必要があります。この高貴な先祖のおかげで私には、未来を予見する力があります」

彼女はさらに奇妙な話を続けた。

「もうすぐ確実に、東京を大惨事が襲います。起こるのは大地震です。破滅の日が近づいています。ただ破壊されるのは東京だけで、千葉や埼玉は安全です。この手帳の中にそれに対処する方法が書いてあります。先生、ぜひこの中の指示に従って生き残ってください。先生にお薬を処方してもらえなくなるとわたしも困りますから」

私は手渡された厚い手帳に目を通した。大原さんの予言では、東京直下型の大地震が間もなく起こるとのことだった。彼女は食料として、「ビールとチョコレート」をいつも持っていることを私に推薦した。手帳には手書きで次のようなことが書かれていた。

「自分で用意したもの以外、たとえ都や国からの援助物資といえども、絶対に口に入れないで下さい。和歌山の青酸カリ入りカレーの比ではありません。某宗教も狙《ねら》いますでしょうし危険です。水が最も危ないといえます。毒物はすぐ溶けますし、夏期、人間の水を求める本能は通常の何倍にも達します」

「繰り返しますが、大地震イコールパニックと考えて間違いありません」

「我々は大事が起こり次第迅速に先生を救出すべくむかいますから、絶対に大丈夫です。先生がどこにいても、我々は必ず先生を見つけだし、安全な場所におつれしますから」

つまり地震による大破壊が起きたとき、大原さんの八人の仲間が私を助けてくれる予定になっているらしかった。文章の構造に乱れはなかったが、内容からは彼女がこの妄想を確信していることは明らかだった。

「和歌山毒入りカレーはある意味では、天の警告といえるかもしれません。それが実際遠い和歌山でなく東京で起こるのです」

「ご自身が医師であることは絶対にうちあけないで下さい。パニックにおち入った人々は先生を頼って、先生は生きることもこちらに来ることもできなくなります。

あとは私たちにおまかせください」

この年は七月に和歌山市で毒入りカレー事件が起きた。彼女からここに述べた話を聞いたのは、七月末のことだ。大原さんは八月か九月に東京で大災害が起こると予言した。私は彼女があまりに真剣だったので、ミネラルウォーターのペットボトルと缶ビールを何本か買って医局のロッカーにしまっておいた。後で大原さんに訊《たず》ねられた時にと考えてのことだった。

九月が過ぎても、もちろん地震は起きなかった。それから大原さんは外来に来なくなった。代わりに彼女の大学生の娘が受診した。

「母はどうにかならないのでしょうか。もうとても一緒にやっていける状態ではないのです」

彼女は涙ながらに述べる。

「いつも大地震が起こるとか、おかしなことばかり言っています。自分は選ばれた特別な人間だと思っています。ちょっと逆らうと手がつけられないのです」

クスリによって改善するかもしれないが、指示通り服用するかどうかはわからない、たぶん難しいだろうと思う、今の様子だと強制的な治療もできないと私は彼女に伝えた。

その後三年あまり、大原さんと会う機会はなかった。たまたま代診で行ったクリニックで、私は彼女に偶然会った。彼女の様子は、以前とまったく変わっていなかった。

「先生、お元気ですか」

大原さんは懐《なつ》かしそうに、笑みをたたえてそう言った。

「お嬢さんと息子さんは今もご一緒ですか」

「前と同じように千葉で仲良く暮らしています」

「大きな地震、起きませんでしたね」

私がそう言うと、彼女は真剣な表情になった。

「あれは向こうの方に少し事情があって、先に延ばされたようです。ですからわれわれとしては、いつ大災害が起きるかわからないので十分に警戒しておく必要があります。先生に渡した手帳、まだお持ちですか。大切に持っていて下さい」

その態度は少しも揺らぐことがなかった。私は彼女の言葉につい頷《うなず》いてしまった。

三

松本昭夫氏の『精神病棟の二十年』（新潮文庫）のような例外はあるが、統合失調症の患者が自らの病状を客観的、正確に記述することは難しい場合が多い。次に統合失調症に罹患《りかん》しながら、非常に精緻《せいち》な文章を書いたケースを紹介する。

東孝治さんはカメラマンである。下積み時代はたいへんな苦労をしたが、やがて独立して世田谷に自分のスタジオを持つまでに成功する。彼は大手の化粧品会社の仕事を多数こなしていて多忙だった。海外にもしばしば仕事で出かけている。家族は妻と一人娘がいて、プライベートな生活も充実していた。

彼が発病したのは、三十代後半だった。その一年ほど前から様子はおかしかったという。広告代理店の特定の人物が自分を不当に扱っていると訴えることが多くなった。家庭でも些細《ささい》なことから怒り出したりする。暴力を振うことはなかったが、興奮して家のものを壊したりもした。

ある晩飲酒した彼は家の中で大暴れをし、殺されるのではないかと恐怖心を持った妻が警察を呼んで拘束される。彼が連れて行かれたのは、精神科だった。

東さんは精神科の救急病棟に入院した。正確に言えば、注射をうたれ保護室に収容された。私が彼と会ったのは、入院した翌朝のことである。保護室のマットレスの上に、彼はごろりと大柄な身体《からだ》を横たえていた。スタッフとともに中に入ると、彼は身体を起こした。部屋の中は、ムッと汗の臭《にお》いがする。

東さんは険しい目つきで私たちをにらんだ。私は彼に入院の事情を説明した。次の手記は彼が回復した後に、その際のこと、つまり入院直後のことについて書いたものである。「白い部屋」というタイトルの手記は長大なものだったが、その一部を紹介する。

紅葉も終わり冬になろうとしている季節に蒸気が蒸し返す様に暑い。首筋から汗がながれて深い昏睡《こんすい》状態から目を覚まし、うつろに天井をみると真っ白で気持ちが焦《あせ》る。ここはいったいどこだ。周囲を見渡すと白い壁と、白い格子《こうし》が視覚にはいり昨日の脳裏が情景として記憶を思い出す。

いそいで立ち上がり確認するかのように部屋の中を歩いた。ドアに手をやると微動とも動かない頑丈な厚い鉄のドアで、監視窓のむこうは白い壁だけが見えた。おおきくため息をついて、そうか、入れられてしまった。

部屋は十畳ほどでビニール床に直接、中央にマットレスがひいてある。スチーム暖房がズボンとシャツだけでも十分快適である。酔覚めは寒いものだけどシャツは汗でぬれていた。部屋のなかを動きひとつ、ひとつ確認するかのように手でふれたり動かしたりしてみるが、無駄な抵抗であった。

これは東さんが入院した翌朝の保護室の描写である。やがて病院のスタッフがやってくる。

白衣を着た医者と看護士三名が、どかどかと入ってきて、安堵《あんど》感が全身に見まわれる。

「よく眠れましたか。ここはどこかわかりますか」医者は言って患者をみた。

わかっております。いくところまでいって、いまここにいます。

「立てますか」

「はい、立てます。大丈夫です」

「それでは、そとにでましょう」

看護士は、まるで囚人を取り囲む様にしてドアの外に出た。

保護室から外に出ると廊下があり、そこに立つと無性に解放感を全身であじわう。

東さんは保護室を出て、一般の病室に案内された。

同室の相棒は二十二歳と二十五歳で二人ともベッドに横になり眠っていた。

窓に鉄格子がはめられている以外は、普通の入院とかわりない。唯一《ゆいいつ》違うのは棟外にでるドアの鍵《かぎ》にはすべて看護士に開錠してもらわないと出れない。ゆきつくところまできた。どうあがいても時間だけが唯一、解決してくれる。

細長い二十メートルある廊下の左は病室が並び、ドアがすべてあけられて、歩いてみているとベッドに横たわっている患者、本をよんでいたりそれぞれが、きままに午前の時間をゆったりと過ごしている。

さらに歩くと看護室につきあたり、リラックスルームと呼ばれるホールには、卓球台があり患者同士が声をあげ投げながらカウントして、さあーこい、今度は決めてやると、唯一病院内で声を出せるところが、この卓球台だけなのである。

大声で荒げた態度になると保護室に一日はいれられ孤独との戦いだ。生理現象は、おまるの便座で、その横にマットレスがひいてあり食事には看護士がドアを開けて差し入れてくれるのはいいほうで、状態が悪ければ、覗《のぞ》き窓から食事トレイを半分差し出し、バランスよくおちもせずとまって受け取り、自分の排尿臭さとともに混《こん》沌《とん》としたなかで、おまるの脇《わき》で食事をする。

再び東さんが保護室に入った原因はけんかだった。彼は他の患者から理由もなく殴られかかったのに対して逆襲し、相手をノックアウトしてしまった（東さんは若い頃、ストリートファイトの猛者《もさ》だった）。数日して彼は保護室から出ることができた。

看護室で煙草《たばこ》を一本もらい、くさりにつながれているライターで火をつけ何日ぶりかの煙を吸うと頭がくらくらした。よろめきながらホールの長椅子《ながいす》にすわり煙草をすっていると中年の患者が、火をかしてくれないか、話しかけてきて煙草を差し出し「ありがとう」と言って、新しい煙草に火をつけ、フーと煙を吐き出すと安堵した。

東さんは病棟内で何度かけんかを繰り返したが、クスリの効果で被害妄想はみられなくなり、二月ほどで退院した。

しかしその後、カメラマンの仕事は思うようにはいかなくなる。時間が不規則な上にハードな仕事である。クスリを飲みながらの生活なので、無理がきかない。結局彼はクスリを中断してしまい、間もなく再入院になった。

その一年余り後、東さんはスタジオも自宅も売り払い、関西にある郷里の街に帰っていった。最後の診察の時、障害年金の診断書を書いてほしいというので、私は精神分裂病という診断でそれを書いた。

四

精神科で扱う症状として、原因不明の痛みは少なくない。単なる痛みというより、妄想に近いものもある。こうした痛みは身体的な疾患によるものではない。いくら体の検査をしても異常は発見されない。

藤川徹さんはある国立大学の法学部を卒業していた。本人が言うには、その症状が出たのは子供の頃からだ。ほとんど一日中、全身とくに肩の周辺の筋肉が緊張して突っ張ってしまうのだと彼は主張する。

小学生の時、剣道などやりたくもなかったが、父親に無理やり行かされたのだという。そのため、好きなテレビ番組のアニメ「マクロス」が見られなくなってしまった。試合で何度も頭を叩《たた》かれたために、脳みそが痛むようになる。「だから自分は脳震盪《のうしんとう》後症候群だ」というのが彼の説だった。もちろんこれは医学的にはまったくの誤りである。後遺症が出るほど殴打《おうだ》されたのなら、骨折するか意識を失っているはずだ。

「医者も何軒も行ったし、整体もカイロプラクティックも行きました。でも効いたものはない」

そう彼は言う。

「医者は責任を感じてほしいですよ」

彼の声は次第に荒々しくなってきている。

「これまで莫大《ばくだい》な治療費もかかっている。十年以上同じ状態ですよ。かかった金をすべて返してほしいです。ろくに治せもしないのに、怒鳴られたりしましたからね、もう帰れって。いったいこれまでかけた時間と金をどうしてくれるんですか。もうぼくは三十ですよ。ちっともよくならないから、働きにもいけない。金があれば、裁判でもおこしてこれまでの医者たちを訴えたいですよ」

彼の怒りは、担当した医師たちに向けられた。

「医者は勉強不足です。どうして、まったく治せないんですか。患者が苦しんでいるのが、少しもわからないのですか。怒りで苦しくて、眠れないです。若いんだから、ジョギングでもすればいいなんて言われました」

藤川さんは大学卒業後、一般企業に二年あまり勤めた。だが「筋肉のこわばり」がひどくなったために、仕事は続けられなかったという。彼は司法試験を目指して、専門学校に通い始める。それとともに、様々な治療施設を転々とした。しかし彼の「痛み」や「筋肉のこわばり」はまったくよくならなかった。

時間をかけて聞いていくと、藤川さんは次第に奇妙なことを口にするようになる。

「右側の肩甲骨の内側に、自分をあやつっているものがいるんです。それが自分に不利になるようなことをして、筋肉を緊張させる」

「両手、両足の長さが左右で違う。そう言ったら、整形外科の医者に笑われましたよ」

「骨盤もあごも肋骨《ろっこつ》もずれている」

「右側の胸の中にある何かのせいで、対人恐怖が起こる。本当なんですよ。ここにあるんです」

「肋骨がゆがんでいるといったら、怒鳴られましたね。怒鳴られて終わりです」

これらの訴えは、単なる疼痛《とうつう》というよりも、後で述べるセネストパチーに近いものである。症状がとれない焦りと治療に対する不信から彼は動揺し、自殺をしようとまで思いつめた。

「高校のときやっぱりおかしいと思って、病院に行った。クスリを出されたが見た目が気持ちが悪かったので、飲まなかった。うつ病とかへんな病気になるわけがないと思って。薬は怖くてやめてしまった。もしかしたら、それがきいたかもしれない。飲めなかったんです、周りはみんな頭いいし」

「医者に対する怒りでおかしくなりそうですよ。自殺も考えた。何できてるんだこいつみたいな、そんな態度に思えてならなかったんですよ」

「医者にこてんぱんにやられたので、宗教で祈れば治ると言われて祈ったけれど、全然変わらなかった」

彼はその後通院していた病院の医師のところに怒鳴り込み、症状を治せない無駄な治療をしてきたのだから治療費を返せと談判に及んだ。

「働きものなので、仕事はしっかりやっていました。本当に困ってきているんです。だから、わがまま病だと言われると、腹が立ちますね」

「なんでカウンセリングなんか紹介したんでしょうかね。医者からはちょっと休めばいいと思ったと言われましたけど、怒りで震えがきましたね。そんなことしか、考えてくれてなかったんですね。まったくカウンセリングは効果はありませんでした」

もちろん藤川さんの希望する医療費の返還もなく、慰謝料も払われなかった。しかし、私が彼を診察し、それまでの抗うつ薬と抗不安薬中心の処方を抗精神病薬に変更したところ、症状はかなり軽減した。

藤川さんの病気は何なのであろうか。本人は小学生のときに剣道で頭を殴られたことによるものであると主張しているが、これは誤りである。ただまったく器質的な異常がないかといえばそれを証明するのは難しいが、彼の場合は「心因性の慢性疼痛」という疾患がもっともあてはまる。

慢性疼痛はアメリカ精神医学会の診断基準（ＤＳＭ－Ⅳ）では、「疼痛性障害」と呼ばれる。これは「臨床的に著しい疼痛があり社会的あるいは職業的に大きな障害をもたらしているが、発症には心理的要因が関与している」と考えられるものである。この症状は詐病《さびょう》ではなく、意図的に作り出されたり捏造《ねつぞう》されたものではない。身体的異常はなくとも、実際に患者は痛みを感じているのだ。セックスに関連した痛みだけが出現する場合もあり、「性交疼痛障害」と呼ばれている。

慢性疼痛の治療は非常に困難である。特効薬というものはない。なかなかよくならないので、藤川さんのように医者から医者へと病院を渡り歩く人も多い。

セネストパチー（体感異常）とは、身体《からだ》の内部に関する奇妙な感覚である。「脳が腐って流れ出す」「脳が動いている」「子宮の中で狐《きつね》が動いている」「血管の中を虫が這《は》っている」など、普通では起こりえないような奇妙な、しかし具体的な訴えがみられる。これも精神にその原因があると考えられている。

田辺淑子さんは六十代の女性だった。彼女は静岡県の旧家の生まれで、これまで生活の苦労をしたことはほとんどない。きょうだいは五人いたが、長兄は戦死、次兄、三兄もすでに亡《な》くなり、存命であるのは十歳あまり年が離れた姉のみである。

彼女は横浜の洋裁学校を卒業している。手先は器用な方で、洋裁も好きだった。学校を卒業してからしばらくは洋裁の教師をしている。親の勧めで結婚したのは二十六歳のときで、大学出の夫は電器会社に勤める幹部候補生だった。子供は三人できた。子育ての苦労はそれなりにあったが、辛《つら》いと思ったことはない。

田辺さんに不運なことが起きるようになったのはこの数年のことだ。二年ほど前、実家から現在の住居に持ってきていた骨董品《こっとうひん》が盗難にあった。自分がきちんとしていないからだと彼女は自分を責めた。同時に、夫に対しても不信な気持ちが湧《わ》いた。なぜなら、最近夫が家を空ける時間が増えていたからだ。夫は何かよくないことを考えているのかもしれないと思うようになる。

その盗難事件があってから、田辺さんの体調も次第に不調になる。まず右足の筋力が低下した。病院に行ったがよくならず、足をひきずるようになる。右足のしびれや右手の震えもみられるようになった。大学病院を受診したところ、「パーキンソン病」だと言われ、そのクスリを処方されたが、効果がないばかりかクスリの副作用でひどい吐き気がし食事も喉《のど》を通らなくなる。

身体の内部の奇妙な症状が出現したのは、それからしばらくしてからだった。

「尿道と肛門《こうもん》がつながっている」

「足の中に便がつまっている」

「直腸が縛られている」

「脳が溶けてしまう」

そのような奇妙な感覚をしばしば感じるようになった。

こうした症状に加えて、布団《ふとん》から起きることができない状態になったため、田辺さんは精神科に入院することになった。入院の前後、彼女は錯乱状態に陥る。自分がまったく違う「おかしなもの」になるような気がして、怖くて仕方なかった。

彼女のセネストパチーが改善するには、抗うつ薬の投与が必要だった。「身体が痛くて仕方がない」「今日、心がなくなるような気がする」など、田辺さんの訴えは執拗《しつよう》だった。一時は、むせこみがひどく、ほとんど経口的に摂取できない状態になった。抗うつ薬の効果で状態が改善しても不安が強く、時おり「足に何かが入ってくる気がする」などという独特な感覚を訴え、表情から苦痛がとれることはほとんどなかった。

精神医学の古典的な教科書には、セネストパチーの患者の訴えとして次のようなものがあげられている。

「彼は光線で私の股間《こかん》を狙《ねら》い撃ちし、私の体全体、脊髄《せきずい》、下腹部、胃袋に治療を施した。私の頭の中のすべての神経がちぎれた」

「彼らは人工的に熱くしたパイプを彼の脳に入れ、また、彼の陰茎に細い管を入れた」

「彼らは私のはらわたを取り出している。私は歩くときに邪魔される。私の足指は小さくなる」

「電流が彼女の身体、特に生殖器官を貫く衝撃を送った。その電流は彼女の下腹部を持ち上げ、彼女の体を変化させ、彼女のふくらはぎの筋肉から肉を引き離し、彼女の足を燃やして燻製《くんせい》にした」（『内因性精神病の分類』カール・レオンハルト　医学書院）

こうしたセネストパチーに脳の構造的な異常は発見されていない。セネストパチーは統合失調症などの精神病の一部として出現することもあるが、パーキンソン病など器質的な疾患でも出現することから、何らかの脳の機能障害が背景にあることが推定されている。

第九章

substance related disorders

物質関連障害

一

「依存」にはさまざまなものがある。最もポピュラーなものは、アルコールや薬物に対する依存である。こうした「物質」に依存すると、「乱用」「急性中毒」「精神病」などの症状が発症することがある。これらをまとめて、「物質関連障害」と呼ぶ。

依存はこれだけではない。「物質」に対してだけでなく、何らかの行為に対する依存もある。ギャンブルに対するものや、セックスに対するものもある。さらにヒトそのものの存在が依存の対象になることもある。

リタリンは中枢《ちゆうすう》神経刺激薬である。普通リタリンによって治療するのは、睡眠関連疾患と小児のADHDである。睡眠疾患では、ナルコレプシー（急に眠気が襲う睡眠発作が繰り返しみられる疾患）に対して特効薬的なクスリである。

リタリンをうつ病やうつ状態に投与することは、十年あまり前まではそれほど一般的ではなかった。リタリンには強力な依存性がある。リタリンにのめりこむ人は、通常一日二〜三錠の使用量のところ、十錠から二十錠あまり使用する。覚せい剤と同様に、リタリンは飲むと一時的にハイで高揚した気分になれるからである。しかしリタリンの効果が薄れると「嫌な重苦しい気分」が襲ってきて、いてもたってもいられない落ち着かない状態になるらしい。このようなリタリンの乱用者をリタラーと呼ぶ。しかし不思議なことに、まったく依存性を生じることなく長期間リタリンを使用している人も少なくない。

リタリンをうつ病やうつ状態に使用することには批判が多い（二〇〇七年十月よりうつ病の適用から除外される）。リタリンの安易な投与によってリタラーが多数作られているという指摘もある。実際リタリンを求めて、クリニックを渡り歩く患者は少なからずいる。切羽詰ったリタラーは、医師や薬剤師を脅したり、逆に土下座をしてまでクスリを得ようとする。またそういう患者に簡単にリタリンを投与する医者も後をたたない（しかし、これは違法ではない）。患者が「うつ」を訴えるだけで、リタリンを初期から投与する医者もいる。

リタラーは懇願する患者である。通常量のリタリンはすぐに飲み切ってしまうので、仮に二週間処方されていたとしても、数日もたたないうちに病院に来たりする。多めに飲んでしまいましたと正直に言う場合もあるが、「クスリを落としました」とか「盗まれました」、あるいは「家族に捨てられてしまいました」などと平気で嘘《うそ》をつく。それでも医者がリタリンは出せないというと、今度は哀願する。「今度だけでいいから、出してください。リタリンがないと生きていけません」などと半ば脅すように言う。

私自身はうつ病やうつ状態には、原則としてリタリンは処方しない。特に患者からリタリンを求めてくる場合は、依存の可能性が強いので注意している。しかしリタリンがうつ病に効果がないかというと、必ずしもそうとは言えない。

抗うつ薬がまったく効果がなかったり、うつ状態が長く遷延《せんえん》しているケースでは、リタリンを試してみることもある。抗うつ薬はうつ病やうつ状態に万能かというと、まったくそういうことはない。抗うつ薬が有効であるケースは、全患者の六十パーセントから七十パーセントであるというデータが多い。

ある程度の期間抗うつ薬を投与しても症状が改善しない場合はどうすればよいか。まず行うのは、クスリの種類を変更することである。あるいは抗うつ薬を二種類、三種類と増やすこともある。しかしそれでもよくならない場合もある。この場合は、他のタイプのクスリを追加してみる。例えば、甲状腺《こうじょうせん》ホルモン剤などが使用される。

リタリンは脳内のドパミンやノルアドレナリン系を活性化させる。一方うつ病はノルアドレナリンが減少しているという仮説がある。したがって、薬理学的には理屈が合わないこともない。

私は半年以上うつ状態が改善しない五十代の男性にリタリンを投与したことがあった。彼はある市役所の職員で、仕事ぶりはまじめであったが、うつ病のため重い身体《からだ》を引きずる様にして毎日やっとのことで通勤していた。外来では、暗く辛《つら》そうな様子だった。私はかなりの数の抗うつ薬を試したが、いずれも彼のうつには効果がない。そこで私は副作用のことを話してからリタリンを朝一錠分だけ投与した。

それが劇的な効果があった。翌週外来に来た彼の様子は、一変していた。表情も明るく、ともかくよく喋《しゃべ》る。

「あのクスリのおかげですっかり良くなりました。二、三日してから急に元気が出てきたんです。何もかも爽快《そうかい》で、信じられない位やる気が出てきて。これまでいくら横になっても疲れがとれない気がしていたのですが、全然寝なくても大丈夫なくらいです」

彼はそう言うと、自分が実行委員をしているというクラシック音楽のコンサートのチラシを私に渡した。そしてどんなに有名な音楽家と自分が知り合いであるかを力説した。

彼はうつ状態から一気に躁《そう》状態に変化したのである。そういう彼の状態を見て、私は危険を感じクスリを全面変更した。リタリンも抗うつ薬もすべて中止にし、気分安定薬を投与する必要があったからである。

リタリンには耐性があり、飲み続けると効き目が少なくなり、同じ効果を得るために使用量がどんどん増えることになりがちである。また服用を中断したときには、不安・うつ状態になりやすく、疲労感や強い眠気、空腹感が生じたりもする。このためリタラーたちは、なかなか服用をやめられない。リタラーの間ではリタリンは「ビタミンR」と呼ばれ、サイトではその効果が絶賛されている。

まず3錠のスニッフィングで多幸感&気が大きくなりますよね。

でも、羊男さんのHPにもあったけど、約一時間で落ちてきて切れ際《ぎわ》は最悪。ホントに最悪ですよね。

そんな時はレキソタンかサイレースでのりきってます。

あとおもしろいのは大酒（朝まで飲む）飲んだ後にリタリンをキメるとキマってる時間が長くなって、

しかも二日酔いもリタリンバッドも少ないんです。（先週体験済み）スピードボールみたいなもんかなあ。

朝方まで飲んでも、その後一日ハイテンションで行動力UPでした。

落ちそうになったらレキソを4錠くらい舌下で入れて梅干し食ってミネラルウォーター飲んでOKでした。

元イリーガルジャンキーの友達に聞いたんですが、アップ系で落ちてきたときに梅干しを食べて体を酸性にするといいそうですよ。やっぱアップ系さいこー！（Lilith）

（http://drugmania.net/vitamin-r/vitamin_r.htm）


リタリンは合法的な覚せい剤と呼ばれているが、適量を守れば有効な治療薬である。ADHD、ナルコレプシーなどの患者などでこの薬に助けられている患者も多い。一方「娯楽」を目的としてこの薬を乱用すると、情動が不安定となり自殺に至ることも起こる危険な薬物であるが、リタラーたちにとっては無用の忠告のようだ。

二〇〇七年に厚生労働省はリタリンに対する規制を始め、ごく限られた患者に対してしか処方できないように制限が加わっている。

覚せい剤（シャブ）は、感受性の強い人には、ごく少量で、ときには一回の注射だけでも何らかの精神的な変調をもたらすことがある。かつてアメリカで行われた研究では、少量の覚せい剤の投与によって、数時間で幻聴が誘発されたことが報告されている。

浦賀恵子さんは、秋田県生まれの二十八歳の女性。父親は大酒家であったが五十代で亡《な》くなっている。彼女は六人きょうだいだった。実家は農家だったが経済的には貧しく、きょうだい全員中卒後に就職している。

浦賀さんは中学生のとき、一度だけ「心臓の発作」を体験した。学校からの下校途中のことである。突然、動悸《どうき》と息苦しさが出現し、このまま死んでしまうのではないかと思った。幸い症状は三十分あまりで収まった。病院に行ったが、特に心臓に異常はないといわれたので、そのままにしていた。

中学卒業後、彼女は名古屋に行き、繊維工場で働いた。そこで知り合った五歳年上の男性と結婚したが、夫は父と同じような大酒家だったのである。酔うと夫は彼女に暴力を振うので、嫌になった浦賀さんは家を飛び出す。結婚生活は三年ほどだった。

浦賀さんは東京に来た。資格も特技もない彼女は、飲食店でしか働くところがなかった。はじめはウェイトレスをしていたが、時給のよい水商売に変わり、やがて風俗店でもしばらく働いた。

住んでいたのは、中目黒のアパートだった。六月の蒸し暑い夜のことである。浦賀さんは一人で渋谷に行った。別に用事があるわけではなかった。特に理由なく、物寂しい気持ちになったからだという。人ごみの中にいると、いくらか気分が和らぐような気がした。

つきあっている男性がいないわけではなかった。それも一人ではない。ただいつでも呼び出せば会える相手とはそれほど会いたくないし、会いたい人は妻子持ちで自分から連絡をとることはできなかった。これから会いたいとメールを出しても、今日じゅうに返事がくるかどうかわからないし、もし返事がきても会ってくれないことはわかっている。

道玄坂のあたりを一人でぶらぶらしているときだった。四十代くらいの遊び人風の男が声をかけてきた。「自分ものほしそうな顔をしていたのかもしれない」と今となっては反省する。ちょっと、会いたい方の付き合っている人に似ている気がした。浦賀さんはその男性に誘われるままにホテルに入った。セックスは普通だった。相手が変わったからといって、何が変わるというわけでもない。しかし、淋《さび》しい時間をつぶせたのはよかった。

彼女が裸のまままうとうとしていた時である。急に腕に痛みを感じた。慌《あわ》てて起きてみると、その男性が何か注射を自分の腕にうっていた。彼女は何が何だかわからなかった。

「いったい、あんた何したの？」

「大丈夫、おかしなクスリじゃない」

彼女が問いつめると、男はシャブを打ったと答えた。

「これやると、すげー、気分がよくなるんだ。ちょっとするとぐっとくる。おれからのサービスだぜ」

しかし、気分がよくなるどころではなかった。浦賀さんはこれまで「危ないクスリ」には手を出したことが全然なかったわけではない。覚せい剤は使ったことはないが、大麻や睡眠薬は何度か使ったことはあった。しかしどのクスリも気分がハイになることはなかった。

この時は最悪だった。動悸がして頭が重く、胸が締め付けられるような感じがした。ホテルに泊まるつもりだったが、とてもそのような余裕はなく、男性の車で家に帰った。深夜三時だった。

家に帰ると、いったん落ち着いたような気がした。しかし明け方の五時ごろから、再び激しい動悸、息苦しさ、頭痛が彼女を襲う。浦賀さんはこのまま死んでしまうような気がし、救急車を呼んで近くの病院を受診した。彼女は「パニック発作」と診断されて、安定剤の注射をうたれた。

浦賀さんのケースで出現しているのは、不安感、焦燥感を中心とした「神経症」の症状である。これをパニック発作、あるいは不安発作という。この疾患では通常強い不安・恐怖感に動悸、呼吸困難、手足のしびれなどの身体症状を伴う。そのまま死んでしまいそうに感じることも多い。パニック発作が頻発する病気をパニック障害と呼ぶ。パニック障害では、身動きができない状況、たとえば急行電車の中などでパニック発作が出現することがよくみられる。

覚せい剤の乱用で通常注目されるのは、幻覚や妄想などの病的体験である。一般的には覚せい剤の長期の使用によって、統合失調症と類似した幻覚や妄想が出現することが知られている。幻覚などが出現するのは数か月以上覚せい剤を乱用してからのことが多いが、ごく少量の使用で症状がみられることも珍しくない。

この「覚せい剤精神病」の症状は被害的な内容の幻聴などが中心となることが多く、

「このままでは殺される」という妄想を中毒者が抱き、逆に周囲の人間に危害を加える事件も起きる。

一方あまり注目されてはいないが、覚せい剤の使用によって浦賀さんのような強い不安症状が出現することもある。刑務所内の覚せい剤事犯による受刑者に対する調査では、精神症状が出現したケースの中で、約二十パーセントにパニック発作などの神経症症状がみられた。覚せい剤と類似した中枢《ちゅうすう》神経刺激作用を持つコカインも、同様の状態を誘発することが報告されている。

覚せい剤はうつ病の治療薬として用いられていたこともある。うつ病患者であったイギリスの首相ウィンストン・チャーチルは、当時はまだ抗うつ薬が開発されていなかったため、うつ状態が悪化した際、覚せい剤（アンフェタミン）の投与を受けていたことが知られている。

二

ブロンとは咳止《せきど》めシロップの商品名である。一本千円以上する高価なものだ。以前この中にはエフェドリンという覚せい剤に類似した成分が含まれていた。それを求めてブロンを大量に服用する乱用者が少なからず存在した。現在は乱用防止のために、ブロンからエフェドリンは取り除かれたが、今でもリン酸コデインというある種の麻薬を含んでいるため、ブロンの乱用者は後をたたない。

ただしブロンの乱用者は一回に五本、十本とまとめ飲みをするので、かなり金がかかる。経済的に余裕がないと、乱用を続けることができない。この点安価でいくらでも手に入るアルコールとは事情が異なっている。

佐伯真一さんは、初診時四十一歳だった。彼は経済的には豊かな家庭の生まれである。私立大学の系列高校から大学に進学、親のコネで大企業に就職が決まったが、仕事をこなせず二年あまりで退職してしまう。その後専門学校に通いマッサージ師の免許を取って病院に勤めるが、どこもあまり長続きはしなかった。彼は飽きやすい性格で、人間関係が苦手だった。三十歳頃結婚したが、短期間で離婚している。

彼の薬物依存には長い経過があった。高校時代、佐伯さんは友人からの誘いで鎮痛剤バファリンを常用するようになった。飲むと頭がすっきりとし、前向きになれる気がした。アルバイト代はそれにすべてつぎこんだ。大学入学後はバファリンがアルコールに変わった。仕事がうまくいかなくなったのも、アルコールの飲みすぎによることが原因の一つだった。

ブロンを始めたのは、三十を過ぎてからのことである。これほどいい気分になれるものがあるとはそれまで知らなかった。もっと早くブロンを使えばよかったと彼は後悔する。

佐伯さんは収入のすべてをブロンにつぎこんだ。サラ金から借金もし、一時借金の総額は四百万円以上に及ぶ。

離婚の原因は、この借金の問題が大きかった。結局返済は母親が工面してくれた。

その後佐伯さんは警備員として、まじめに働いていた時期があった。ブロンを飲みたいと思っても、何とか我慢していた。しかしそれも長くは続かない。

二年前からはアルコールではもの足りなくなり、ブロンをまた始めるようになる。少量でやめるつもりだったが、そううまくはいかなかった。ビンだと一気に何本も飲んでしまうので、粉薬にしたがそれでも同じことだった。一日で十箱あまりまとめて飲む日もあった。これは常用量の五十倍以上になる。

この様子をみて母親は怒鳴り散らした。佐伯さんは手は出さなかったが、負けずに言い返してひどい言い争いになった。

病院を受診する半年前から、佐伯さんは幻聴が出現するようになった。これはブロンの大量摂取が原因である。誰の声かはわからなかったが、「死んでしまえ」などと誹謗《ひぼう》する言葉が繰り返し聞こえる。どこからか、お経の声が聞こえる時もあった。

診察室で会うと佐伯さんは大柄な男性だった。落ち着きがなく、幻聴が聞こえて苦しいので早く治してほしいとしきりに私に訴える。

私は彼に抗精神病薬と睡眠薬を一週間分処方した。抗精神病薬は通常は統合失調症（精神分裂病）の幻覚や妄想、あるいは興奮状態に対して処方する。ただ薬物により誘発された幻覚や妄想に対しても、同じような効果がある。

その晩佐伯さんは帰るとすぐに一日分のクスリをすべて飲んでしまった。それを見て母親がとがめると、さらに残りのクスリを部屋に入って全部飲んだ。彼は自殺目的で薬物を大量に服用したのではなかった。佐伯さんはクスリを大量に飲むことに抵抗がなく、多く飲めばそれだけ早く、自分の症状が改善され楽になれると信じていたのである。これはブロンを大量に使用していたときの彼のパターンと類似している。

佐伯さんはフラフラになって、部屋から出てきた。うわ言のようなことを言いながら、彼は家の中をうろうろしていたが、二階の階段から転倒し転げ落ちてしまう。慌てた母親は病院に電話をしてきた。

佐伯さんの家は横浜市にあった。当直医は自宅がかなり遠方であるため、近くの救急病院で生命にかかわるような症状がないか診察してもらうように指示をした。これは常識的な対応だと思う。なぜかというと、救急車は通常都道府県の境を越えて患者を運んでくれないからだ。

しかし母親はこれに従わなかった。佐伯さんをタクシーに乗せ、当時私が勤務していた東京の病院まで運んできたのである。佐伯さんは救急部に入院したが、大声でわめき散らしていた。精神科の当直医が鎮静剤を注射した。効果はわずかでクスリが切れかかると、すぐに興奮することを一晩中繰り返した。暴れるため、佐伯さんは全身を抑制されていた。彼はまずそれが気に入らなかった。

翌朝全身を抑制されたまま彼はストレッチャーで精神科病棟に移動になった。その間中、佐伯さんは全力を振り絞って大声を上げていた。

「はずしてください！　お願いだからはずしてください！」

「こういうの、嫌いなんです！」

「腰が痛いんです。あなた経験あるんですか。こんな縛られて」

「お願いしますよ。頼みますから。お願いします。お願いします！」

彼の口調は丁寧だったが、声の大きさは並大抵のものではなかった。クスリの効果はほとんどなかった。日頃多量のブロンを乱用していたためである。精神科のクスリで鎮静されているはずなのに、佐伯さんはそれをものともしない。医療スタッフの言葉には耳を貸す様子もなく、一方的に彼は自分の要求を繰り返した。力まかせに抑制帯をひっぱり、自由にならない手足をバタバタさせた。

その後担当医は昼も夜も佐伯さんの相手をすることになる。興奮して騒ぐために鎮静剤を投与し、いったんおさまるものの再び興奮するためクスリを投与するといった繰り返しだった。

佐伯さんは結局数日後「興奮が激しい」という理由で、総合病院から精神病院に転院になった。精神病院の保護室で電気ショックを受け、彼の興奮はようやく収まった。しかしその後も懲《こ》りない佐伯さんは病院を退院するとブロンの乱用をやめられず、精神病院への入退院を繰り返している。

ブロンの乱用は一時中高校生などの若年者を中心に流行したが、現在は多少下火になっている。覚せい剤の場合と同様に、ブロンの乱用は統合失調症と類似した幻覚・妄想状態を誘発することがある。市販薬とはいえこれは危険なクスリなのである。

三

ラブ・アディクションとは聞きなれない言葉かもしれない。恋愛依存症、セックス依存症という方が通りがいい。

自らもラブ・アディクションであったという精神科医の岩崎正人氏は、著書の中で次のような女性のケースをあげている。

直子という二十四歳の主婦は、姑《しゅうとめ》の過干渉と夫の無関心をきっかけとして、男漁《おとこあさ》りの日々が始まった。

夜になると直子は落ち着かなくなった。昨晩の体験が思い出されて体が熱くなった。直子は再び夜の町に出て、見知らぬ男と関係した。

直子は相手を選ばなかった。セックスしてくれる男を求めて毎晩出掛けるようになった。誰とでもセックスした。男が見つからないといらいらして、どなり散らし、物に当たった。男を調達できないことを恐れた。

男と気が合うと何日も男の家に泊まり、思い出したように自宅へもどった。夫とはたまに顔を合わせる位であったので気づかれなかった。姑にはパートに出たと言い訳した。

直子はとにかくセックスをしたかった。セックスは麻薬であった。煩《わずら》わしく、かなしく、苦しい現実生活を忘れさせてくれた。(『ラブ・アディクション　恋愛依存

症』岩崎正人　五月書房）

やがて夫も直子の様子がおかしいことに気がつき、離婚となる。彼女は仕事を持ち一人暮らしを始めるが、男漁りの日々は以前と変わりがなかった。しかし、これが「病」であるといえるのであろうか。

アルコール依存症の治療のためには、「AA（アルコホーリックス・アノニマス）」と呼ばれる患者のグループがある。これはいわゆる自助グループで、アルコール依存症の既往を持つ人々が匿名《とくめい》のまま集まり、相互に励ましあいながら禁酒を続けていこうという団体である。

このAAと類似した組織がセックス依存症の治療のため存在している。これを「SA（セックスアホーリックス・アノニマス＝無名のセックス依存症者の集まり）」と呼ぶ。SAの活動はミーティングを中心に成立しており、定期的に場所を借りて行う。岩崎氏は自分自身についても、同書で次のように記載している。

私は当時、女性問題を抱えていた。女性とのつき合い方が乱脈で、いないと不安になり、あらゆる方法で調達していた。自分に対する評価は「もてる」「放蕩者《ほうとうもの》」

「プレイボーイ」などであった。

それが、アルコール依存症の治療に関わるようになってから「女性関係はまともではない」「心が未熟であるから、ストレスがかかると苦しくなり、女性関係でまぎらわす」などと自覚するようになっていた。

これが病気であるとは、違和感を覚える方も多いだろう。岩崎氏はラブ・アディクションの著名人の例として、クリントン元アメリカ大統領をあげている。もっとも、「依存」あるいは「嗜癖《しへき》」は、「病気」あるいは「疾患」とは微妙にズレのある概念である。依存する対象がアルコールや他の薬物である場合はある程度わかりやすい。なぜなら、通常乱用する量は、個人差はあるだろうがおおむねある範囲に収まるからである。

しかし、依存する事象がより曖昧《あいまい》なものの場合はどうか。岩崎氏はクリントンは十九年間に七人の女性と交際し、交際期間が平均二・七年であることをあげ、このような頻繁なパートナーの変更はセックス依存症に特徴的であるという。しかしこの数字は多いとも、少ないともどちらともとれる。十年以上ほとんど誰とも交際しない人もいるだろうが、また逆にクリントンの何倍、何十倍もの異性のパートナーを持つ人も存在しているだろう。

ここには価値判断が働いている。つまり、「一人のパートナーと長年信頼しあって生活していくことが理想的であり、頻繁に性的パートナーを変えることは倫理的に認められない」というロジックである。ここにはアングロサクソンの伝統的なピューリタン的発想が根強く見られる。性の領域まで入り込み規制をかけて病気扱いする必要は、まったく存在しないように私には思えるが、これについては意見が分かれるかもしれない。

セックス依存症と関連した用語として、「色情狂」という概念がある。女性の色情狂を医学的には、「ニンフォマニア」、男性を「サチュリアシス」と呼ぶ。これらの場合は何らかの原因によって性欲が異常な亢進《こうしん》を示している場合をさし、セックス依存症におけるような長年の行動様式とは多少意味が異なる。

日浦陽子さんの場合、セックス依存症というよりも、一時的にニンフォマニアに近いものだったかもしれない。彼女は自分の衝動がコントロールできず、それがセックスに向かったのだった。

陽子さんがはじめて精神的な変調を経験したのは、大学受験に失敗し予備校に通っているときのことだった。症状は不潔恐怖だった。外出から帰ってくると何かが身体《からだ》についたような感じがし、何度も手を洗ったり長時間入浴したりする。ある大学病院を受診したが、少し話を聞いただけで調べもしないうちに、医者は「神経的なもので大丈夫、心配ない」と言う。自分ではまったく納得できなかった。クスリも出してくれない。

受験は次の年も失敗したのであきらめた。独学で知識を吸収すれば十分だと思う。自分の病気である強迫神経症については本を読んで理解した。「バカじゃないから病気のことはわかっている」と陽子さんは言う。

強迫観念は自分のパワーで押さえつけた。ただ完璧《かんぺき》にしようという癖は続いている。考えたことを同じ順番でやらないと実感がわかない。いろいろな考えがすごい勢いで頭の中を駆け巡るので、それに対するクスリが欲しいというのが、陽子さんが再度精神科を受診した理由だった。

陽子さんは抗不安薬の投与で安定したが、しばらくすると自分の衝動がコントロールできない状態になることに気が付く。その一つは同居している母への暴力で、もう一つがセックスだった。

セックスしたくて、したくてたまらないと彼女は言う。

「一日中自慰行為ばかりずっとしているんです。最近それがひどくなっています。あたしは女が嫌いです。特に母が憎らしくなり、暴力を振るってしまいます。何もかもうまくいかないのは、母のせいのような気がします。小泉首相の子供が急に欲しくなります。そうすると、セックスしたくていてもたってもいられない気持ちになることがあります。政治家か芸能人になりたいと思うんです」

陽子さんは行きずりのセックスを繰り返した。相手によっては一日中セックスをしていることもあった。それでも、彼女はいつも苛立《いらだ》っていた。いくらセックスをしても満足した気分になれなかったからだ。不満足な気分はますます彼女をセックスに駆り立てた。

陽子さんの焦燥感は強く昼間からアルコールを飲むようになり、その勢いで「こうなったのはお前のせいだ。バカヤロー」などと母親を罵倒《ばとう》した。しばらく辛抱していた母は、ある日姿を消してしまい、生活費にも困るようになる。

彼女はセックスどころではなくなり、コンビニやレンタルビデオ店でアルバイトを始めた。そうしたおりにカップリング・パーティーに行ったら、気が合う相手がみつかった。年下の会社員だった。陽子さんは彼の部屋に入り浸り、セックスに耽《ふけ》った。ただ長続きはしなかった。自分がうつになったとき、いろいろな愚痴を衝動的にメールに書いたら、怒らせてしまい連絡がとれないようになってしまったのだ。その後陽子さんは不安定な精神状態を繰り返しながらもフィットネスクラブでバイトをし、今度はそこで知り合った男性と付き合い始めるようになった。

陽子さんはセックスそのものに耽溺《たんでき》しているというよりも、自らの不安の解消のためにセックスにのめり込んだ。このことは多くのセックス依存症でみられることであるとともに、「依存」の本質でもある。依存する対象よりも、「のめりこむ」という行為が重要なのである。のめりこむことで不安を解消し、少しでも不安になるとのめりこむことを繰り返すわけである。

セックス依存症や病的賭博《とばく》、窃盗癖などの「行為」に対する依存も、物質関連障害と本質の部分は同一である。こうした依存の本質は、不安と執着だ。依存の対象が細分化、多様化してきたのが、最近の傾向であると言えるかもしれない。

第十章

crooks and broken brain

困った人々、故障した脳

一

イギリスの作家・ジャーナリストであるオリヴァー・サイリャックスの『世界犯罪百科全書』(原書房)によれば、ストーキングは次のように説明されている。

パッとしない人物が有名人を追いかけることを意味する。追っかけが過ぎて暴力的になったり、最終的な賛美の形態として、ファンがスターを殺害することもありうる。こうした人々は、憧《あこが》れのスターとのあいだに愛情関係があると思いこんでいる場合が多い。ただ愛する相手は、その「事実」をなかなか認めたがらないので、面と向かって問いただすときには武装して断固たる態度をしめす必要があるのだそうだ。現在までのところ、そうした実力行使はアメリカの十九州で違法とされている。

これは、けっして最近の新しい現象ではない。ロデリック・マクリーンは、ヴィクトリア女王が彼の詩を読まなかったと知って激怒し、女王の暗殺志願者となった。最近の例では、ジョディ・フォスターと彼女を追いかけたジョン・ヒンクレーの件がある。

ストーキングはジョン・レノンの殺害事件で有名になったが、今やストーカーをするのもされるのも、普通の人々になった。

友永由紀子さんが同棲《どうせい》している一歳年上の男性は、同じ高校の先輩だった。東京で偶然再会したとき、彼は上野のホストクラブで調理師として働いていた。付き合い出してしばらくして彼は独立し、北千住で小さなショット・バーを始めた。そこは十人も入ればいっぱいになる店だ。店は立地がいいこともあり、そこそこ客は入る。その頃由紀子さんは彼と暮らし始めている。店のカウンターにも立つようになった。

彼にストーカーの女性がいることがわかったのは、同棲を始めた後のことだ。以前に彼がつき合っていた女だった。

ストーカーの存在に気が付いたのは、アパートや店の周囲で、見知らぬ人物が周りをウロウロするようになったからである。初めは勘違いか被害妄想かと思ったが、由紀子さんは間違いなく後をつけられていた。後から聞いた話では、彼らは興信所の職員だった。これはストーカーの女が依頼したもので、由紀子さんと彼との関係を探っていたことがわかる。私立探偵は結婚調査を装《よそお》って、隣近所の聞き込みまでしていた。

その後ストーカーは、だんだん大胆な行動を起こすようになる。まず直接由紀子さんにしつこく電話をかけてきた。

「彼は自分のものだから、早く別れろ」

口調も荒く怒鳴りつけたりもした。

間もなく女は、直接姿を現すようになる。店に来て入り込み、難癖をつける。二人が同棲しているアパートに押しかけて来たりもした。そのときは、ストーカーの女は包丁を持って、二人を追い回したのである。由紀子さんは殺されるのではないかと思ったが、警察を呼んで女は連れていかれた。当然、警察が女を逮捕したものと由紀子さんは思った。しかし、それはまったくの誤りであることがわかる。警察は女から短時間話を聞いたが、「個人的な男女のトラブル」と決めつけ事件として扱わなかった。

だから、ストーキングは終わりにはならなかった。女からの攻撃はさらに続いた。そしてついに女は店に灯油をまき放火をしたのだ。外部に延焼はしなかったが、ショット・バーの中は燃え落ちた。由紀子さんと彼は幸い無傷ですんだ。逆にストーカーの女がひどい火傷《やけど》をし病院に入院した。警察には何度も相談をした。しかしここまで被害を受けていても、警察は何もしてくれない。いくら話をしても、男女のトラブルだから介入はできないというだけだった。告訴しようとしたが、警察は告訴状の受理を拒否した。示談にしろというだけだった。

こうした警察の対応は、ストーカー問題が社会問題化するきっかけとなった、「桶《おけ》川《がわ》ストーカー殺人事件」とそっくりである（『桶川ストーカー殺人事件』清水潔　新潮文庫）。ただし桶川の事件では、深刻なストーカー被害にあった事件の犠牲者の訴えを警察は門前払いし、書類の偽造まで行っていた。

この放火事件を契機に由紀子さんは、過呼吸の発作が頻繁に起こるようになり、私の勤務していた病院に通院するようになった。急にストーカーの女の姿を思いだし、たまらない恐怖と不安を感じることがしばしばだった。実際、彼女は殺されかけたのだ。由紀子さんの症状はＰＴＳＤとして診断可能である。由紀子さんにはフラッシュバックとともに、覚醒亢進《かくせいこうしん》症状（交感神経系の亢進に伴う、入眠障害、易刺激性、集中困難、過度の警戒心などの症状）がみられたからだ。

ストーキングは犯罪である。これは言うまでもない。ここであげた由紀子さんの例のように、嫌がらせのレベルをはるかに超え、実際の暴力に結びつくこともしばしばある。

被害者にとっては、理由無くつきまとわれ命まで狙《ねら》われるわけであるから、ストーカーは絶対的な「悪」だ。これほど明白な図式はない。ストーカーと被害者は、通り魔の犯人と被害者の関係に似ている部分が少なくない。被害者の落ち度はまったくといっていいほどないことが大部分である。あえていうなら、不運な出会いがあったことが落ち度である。

私自身はストーキングにあったことはないが、被害者の辛《つら》さや苦しみを幾分かは理解できる。というのは、以前担当していた精神科患者から被害妄想に基づく理由のないつきまといと嫌がらせ行為にあったことがあるからだ。

それは二十代後半の男性だった。そのパラノイア（妄想型の統合失調症で、人格的な崩れの少ないケース）の患者は、症状が悪化すると一日中病院に電話をかけてきた。彼は電話に出た私を、ただただ罵倒《ばとう》し続けた。彼は私に対する恨みつらみを述べ、「絶対に殺してやる」と凄《すご》みのある声で繰り返して言うのだ。

彼とは深い縁があったわけではない。私はたまたま彼を病棟で一時期担当しただけだった。だが彼にとっては病気になったのも、病気がなかなか改善しないのも、そして精神科への望まない入院をさせたのも、全部私に責任があるということになるのだった。

病院の外来のあたりで、彼がうろうろしていたことがあった。受診をするつもりではなく、私の待ち伏せが目的だった。私の姿を見かけると、彼はズカズカとこちらに歩いてきた。彼は私より小柄だったが、肩幅は私よりもあり、腕っ節も強そうである。まともにやりあったら、勝ち目がありそうにもなかった。もちろん病院の中で、医者と患者がけんかをするわけにもいかない。

彼は一メートルあまりまで近づいてきた。もし刃物を持っていれば、容易に刺せる距離だ。私は逃げようとはせずに、逆に患者の方に距離をつめた。私の顔と彼の顔が十五センチくらいまで近づいた。これには彼の方が面食らったようだ。

「何のまねだよ」

彼が言った。

「そっちこそ、どういうつもりだ」

視線をそらさず、私は唾《つば》をまき散らせながら怒鳴った。

「汚ねえ野郎だな」

彼はそう言うと、大げさな動作で顔に飛んだ私の唾液《だえき》をぬぐった。

「今日は、入院をしに来たんじゃないのか」

私がそう言うと、彼の表情が鬼の形相に変化した。

「てめー、本当にぶっ殺されたいか」

彼はそう言うと、近くにあった椅子《いす》を手にとっては投げつけ始めた。ただ彼が椅子を投げつけたのは、私とは無関係な方向だった。騒ぎを聞きつけた看護人が数人、駆け足で側《そば》にきた。それに気がつくと彼は「覚えてろ!」と捨て台詞《ぜりふ》を言って、姿を消した。彼がいなくなると、私は全身から汗が噴き出すのを感じた。

その後も電話攻撃は止《や》まなかった。彼からかかってきた電話を切ると、一分もしないうちにまた電話が鳴り響いた。そういう状態が数週間続いた後、ある日電話はぴたりと止んだ。後で事情を聞いたところ、同居していた親に暴力を振るったため警察を呼ばれ、別の精神病院に入院したということだった。

この私の経験などはたいしたことではない。多くの精神科の医師は、似たり寄ったりの経験をしているはずだ(患者に逆恨みされ、医師やその家族が刺し殺されるという悲惨な事件も実際に発生している)。私の例と比べると、ストーキングされることは、さらに何倍も不気味な体験だと思う。

私は問題の患者に個人情報を知られることはなかったから、自宅まで押しかけられるようなことはなかった。実際のストーカーは、はるかに多く被害者のことを知っている。相手は、職場の同僚であったり以前の恋人だったりするからだ。由紀子さんの例のように、興信所を使ってとことん相手のことを調べ上げたりもする。ストーキングは明らかな犯罪である。それは唾棄すべき行為だ。しかし、それにもかかわらず私はこうも考える。ストーキングという行為は、人間の本質を深く反映したものではないのかと。

表面的に一つの現象としてみると、ストーキングは、別の個人を捕獲し、自分の所有物にしようとする行為である。その背後にはどんな方法を用いても相手を自分の支配下におこうという強固な意志がある。これは人としては許されない行為であろうが、生物としては非常にプリミティブなものだ。

生物は自らの生命をかけ、他の生物を捕獲しようと試みる。それは食料が目的であったり、生殖が目的のこともある。人間のストーカーが行っているのも、実はこれと同様な現象とも言える。ストーカーという行為を肯定するつもりはないが、生物として考えれば原初的な納得できる行動なのである。

彼らは、ストーキングによって、自らに付属した社会的なアドバンテージをすべて失ったとしても、自分の目的を完遂しようとする。したがって価値判断を保留するのであれば、ストーキングという行為は（社会的に犯罪であり、被害者からすれば卑劣なだけであるが）、ある種の純粋さを持ったものである。しかしストーカーの一部は、妄想を抱いた精神疾患とストーカーの関係は複雑である。しかしストーカーの一部は、妄想を抱いた精神科患者であることは明らかだ。

ある二十代の統合失調症の患者は、当時のアイドル歌手に恋愛妄想を抱いた。彼は歌手の自宅をつきとめ、その周囲を徘徊《はいかい》し、何度か押し入ろうとしたために警察に通報されて精神科に入院になった（不潔な衣類のまま異臭を漂わせていた彼は、病棟では十年以上も、そのアイドル歌手の名前を連呼していた）。

しかし明らかな病気とは言えないストーカーも少なくない。彼らの一部は「人格障害」という範疇《はんちゅう》で診断されることになる。ただ大部分のストーカーは、当たり前の社会生活を営んでいる、普通の人々でもある。彼らは突如として、社会的な人間であることを捨て、一個の不気味な生物に変身する。

冒頭でふれたように、ストーカーというものの存在を世間に知らしめたのが、「桶川ストーカー事件」であった。一九九九年十月、埼玉県のＪＲ桶川駅前で、女子大生の猪野詩織《いのしおり》さんが、つきまとっていたストーカー男性の共犯者によって刺殺された。ストーカー小松和人は当初外車のディーラーと名乗っていたが、実際は池袋を根城とする風俗店の経営者だった。彼の「仕事」は順調で、六店あまりの店のオーナーをしており金回りも非常に良かった。詩織さんが小松の正体を知り彼を避けるようになると、小松の脅迫行為、嫌がらせ行為はエスカレートしていく。自宅周辺に中傷のビラをまいたり、直接家に押しかけ脅迫したこともあった。そしてついに小松は自分の手下を使って詩織さんを殺害するに至る。

ここではストーカー本人の問題について述べようと思う。闇《やみ》の世界のこととはいえ、小松は成功者だった。三十歳そこそこの若さで、彼は一億以上の現金を手にしていた。風俗とはいえ「事業」は順調で、何人もの人間を手下として雇っていた。そういう意味では彼は「単なる頭のおかしい狂った人間」ではなく、かなりの聡明《そうめい》さや社会的に立ち回る巧妙さを持ち合わせていたはずである。それにもかかわらず、なぜ小松は自分で築いた地位と金と、最後には自分の命を捨てるところまで暴走したのか？　ストーキングの結果、すべてを失うことを覚悟していたのだろうか。

おそらく小松はうまく立ち回れると信じていたのだ。詩織さんを破滅させても、自分は安穏とした立場にいるはずだった。しかし、彼の中の「ストーカー」は、歯止めを失い暴走し始めた。

この暴走こそがストーカーの本質であると私は考える。彼らがストーカーになるとき、それまで自分の属性として持っていた社会的な仮面をすべて剝《は》ぎ落とす。そこに残るのは、むき出しの生物としての存在だけである。それまでまとっていた社会的な地位や学歴、生まれてから起こった様々な出来事もすべて意味を持たなくなる。彼の目に入るのは、獲物としての被害者の姿だけだ。

ストーカーの目に映る犠牲者は、社会的な存在としての人間ではない。ただ一個の生き物としての姿なのである。ストーカーと被害者の戦いは、生き物と生き物の戦いとなる。そこではどのような手段でも用いられてしまうのだ。

二

自ら「買い物依存症」であると公言している作家の中村うさぎさんは、月に数百万円使うこともある自分の症状について、次のように語っている。

猜疑心《さいぎしん》と後ろめたさと自己嫌悪《けんお》にドップリ浸りつつ、私はあてもなく町を歩いた。するると、自分でも気づかないうちに、私の足は一軒のブティックに向かったのである。税金すら払えない私に、買い物をする余裕なぞない。それなのに……ああ、それなのに、それなのに……！

フラフラとブティックに入った私は、ヤケクソで買い物を始めたのであった！　自分では「いけないわ、いけないわ」と思いながら、財布からクレジット・カードを出し、操り人形のように請求書にサインをしてしまう。ああ、誰か止めてくれぇ！　S区役所の人、お願いだから私を止めてぇ――っ！！！

ここにいたって、私は気づいたね。私は、モノが欲しくて買い物をしてるんじゃない。現実逃避とゆーか、一種の代償行為として、金を遣ってるんである！（『だって、欲しいんだもん！－借金女王のビンボー日記』角川文庫）

本人も認めるこのような異常な買い物は、はたして病気なのであろうか。

買い物依存症の人は病院に来ることは稀《まれ》である。中村さんも一時期カウンセリングに通ったが、長く通院することはなかったそうである。

買い物依存症の歴史は古く、百年あまり前のドイツの精神医学者エミール・クレペリンやオイゲン・ブロイラーの著書にも記載がある。買い物依存症は「Kaufsucht（乱費癖）」と呼ばれ、衝動性のコントロールが障害されたものと考えられていた。

最近アメリカのアイオワ大学のシュロッサーらは、四十六例の買い物依存症患者を対象に臨床的特徴を調べた。その結果によれば、彼らの三分の二以上がうつ病や薬物依存などの精神疾患に罹患《りかん》し、六十パーセントで人格障害を認めたという。彼らの平均年収は約二万三千ドルだったが、借金は約五千ドルあった。彼らが買うのは洋服、靴、宝石などで、購入するだけで実際には使用されないものが多かった。

買い物依存症という正式な病名はない。精神科の診断基準によれば、「特定不能の衝動制御の障害」というカテゴリに入る。これと類似の疾患としては、「病的賭博《とばく》」「窃盗癖」などがあげられる。

病院には来ないが、買い物依存症に悩む人は決して少なくないようだ。次の文章はある掲示板への書き込みである。この女性は引きこもりの代償としてショッピングに走っている。最近ではこの女性のように実際にショップに出向いて買い物をするのではなく、インターネットを利用して買い物にのめりこむ患者が増加している。

十八歳のひきこもり女です。月に平均二十五万は買ってしまいます（二月は四十万越えました）。ネットショッピング、カタログショッピング、オークションでです。この状態がもう一年以上続いています。買物依存症を真面目《まじめ》に直したいと思っているのですがどうしても止められません。本当に辛《つら》いです。対人恐怖症で人が大嫌いだし友達も1人もいないし、どうすればいいのか分かりません。部屋はもうほとんどすべて服と物に溢《あふ》れ返っています。両親が溜《た》め込んでいた貯金（四百万くらい？）も底をついたそうで、家族はいやみを言ったり今までより更に険悪になって、まるで全《すべ》ての原因が私にあるかのように攻めます。ちなみに両親は教員です（父・教頭／母・養護教諭）。憎んでいるのでもう一ヶ月以上口をきいていません。人が恐《こわ》いのでカウンセリングにも行けません。物を買った時は最高に幸せな気分になるのに買った後はまた次から次へと欲しい物が出てきて一度欲しいと思うとそれが気になってしょうがなく買ってしまいます。（エリコ　No.93－2005／02／20（Sun）14：03）

買い物依存症は、英語では、compulsive buying あるいは compulsive shopping と呼ばれている。つまり病気のカテゴリとしては、強迫神経症（強迫性障害）の一群であると考えられている。実際、買い物依存症には強迫神経症にも効果がある薬物が使用されることもある。

買い物依存症の大部分は女性であるが、私は一人だけ男性の買い物依存症を診たことがある。

スポーツマンであった高木俊之さんは、ある私立大の経済学部を卒業した後、中堅の証券会社に勤務していた。彼の父はある会社の役員をしており、仕事熱心でしつけに厳しい人だった。二十九歳のとき、高木さんは同僚の女性と結婚、子どもも一人できた。その一年後から、消化器系の不明瞭《ふめいりよう》な症状を訴えて病院を受診し始めている。

「腹部がはり、ほとんど毎日のように吐いてしまう」というのが、彼の訴えだった。勤務先の証券会社の雰囲気が苦手だったと言う。

はじめ彼は内科を何か所か受診したが、特に異常がないと言われ心療内科に来た。そこでは仮面うつ病ではないかと診断された。高木さんは抗うつ薬を処方される。クスリによって症状は多少改善した。しばらくは無理をして出社していたが、安定していたのは一時的なものだった。やがて彼は会社に行けなくなり、解雇されてしまう。

多額の買い物を衝動的にするようになったのは、そのころからだった。買うものは、自分の趣味に関するものがほとんどである。高木さんはF1にのめりこんでいたので、ショップやネットオークションでヘルメットなどのグッズを買いまくった。

他に買ったのは楽器だった。古いギターが好きだったので、数十万するものをいくつか買った。貯金はすべて使い尽くし、サラ金に借金した。一番多いときには、五百万円以上の借金があった。これを見かねた両親がいったん借金を清算したが、やはり買い物に対する衝動は抑えられない。

彼に仕事への意欲がないわけではなかった。新しい就職先もすぐに見つけた。ただ長続きはしなかった。就職当時はうまくいったが、しだいに前と同じように体調が悪くなり吐き気がひどくなる。そのため彼は、会社を休みがちになる。

高木さんは再び借金をするようになった。また同じことの繰り返しだった。体調がよくないとますます買い物にのめり込み、もっと使わないではいられなかった。三百万円以上に借金は及び、周囲の家族は右往左往しているが、高木さんは自分の行動を変えようとは思っていない。

買い物依存症は病気として二つの側面を持っている。一つは強迫症状としての側面であり、「買い物をしなければならない」という強迫観念にとらわれているとする見方である。患者は、不潔恐怖症の人が何時間も入浴するように、買い物という行為にのめりこむ。

一方、これを依存の一つの形式と考える見方もある。買い物依存症では、患者はアルコール依存症の患者が日中から連続飲酒をするように、ただひたすら買い物という行為を繰り返すのである。おそらく、実際の患者においては、この両方の側面が同時に存在していることと思う。

三

雅子皇太子妃に関する報道で、にわかに「適応障害」という病名は脚光を浴びた。これは、診断基準（DSM－Ⅳ）によると次のように定義されている（一部改変）。

A　はっきりと確認できるストレス因子に反応して、そのストレス因子の始まりから3カ月以内に情緒面または行動面の症状が出現

B　その因子に暴露されたときに予測されるものをはるかに越えた苦痛、あるいは社会的または職業的（学業上の）機能の著しい障害

さらに診断基準では、この疾患は抑うつ気分あるいは不安を伴う場合が多いことを指摘している。つまりごく大雑把に言えば、何らかのストレスをきっかけとして、不安・抑うつ状態となり、日常生活に支障がみられるものの、うつ病や神経症と診断されるほど重くはない状態ということになる。

これが病気かというと、疑問に思う方も多いと思う。実際のところ、診断基準では「障害」という言葉を用い、疾患であるとは言っていない。

それでは、雅子皇太子妃の場合はどうなるか。

静養中の皇太子妃雅子さま（40）の病状について、宮内庁の医師団が「ストレスへの適応障害によって不安や抑うつ気分が現れている」と診断していることが、三十日わかった。医師団はこの適応障害によって公務が困難になっているとみて、少量の薬物治療などを行っている。同庁は詳しい病状を明らかにしてこなかったが、同日午後、発表して理解を求める。

適応障害は、環境にうまく適応できず、不安、不眠、頭痛や肩こりなど心身の障害が生じ、社会生活が難しくなる状態とされる。

雅子さまは今も立ちくらみや頭が重いなどの症状が続いており、医師団は〈1〉皇太子妃という特別な立場の苦労〈2〉ご懐妊や流産をめぐる問題〈3〉公私の別がない多忙な生活――などがストレスとなって、適応できずに気分が落ち込む「抑うつ」が生じていると診断。環境の改善、心理療法のほか、薬物治療も行っている。

（読売新聞　二〇〇四年七月三十日）

神経症の患者は、大部分普通に生活を送っている。神経症より一般に重症であるうつ病においても、社会生活や仕事ができなくなることは、多いとはいえない。うつ病患者の大部分は、外来で治療されている。さらに重症のうつ病であっても、歯を食いしばり仕事をしている人は多い。

世界的に高名な女優であったヴィヴィアン・リーはうつ病患者であったが、重症のうつ状態においても、舞台の直前に電気ショック療法を受けて舞台に穴を開けなかった。共演者によれば、ヴィヴィアンのこめかみには、電気ショックによる熱傷の跡がはっきりと見えたという（当時はまだ抗うつ薬が使用されていなかった）。

こう考えると、雅子妃の場合は、ほとんど公務を遂行できない状態が数か月以上続いており、適応障害というよりも重症のうつ病なのかもしれないとふと思ったりもする。

それでは一般の人の話について、適応障害という診断をするのはどういう場合か。精神科医の感覚としては、身近なストレスに反応している人か、あるいは症状はわずかにあるが治療（薬物療法）の必要はない人ということになる。こう考えると、やはり雅子妃の状態は決して軽いものとはいえないのかもしれない。

離人症、あるいは離人体験とは、不思議な病気である。病気であると言い切るのは、正確ではない。健常者にも出現するからだ。これは病気へ移行する中間的な症状と言えるかもしれない。

離人症が出現するのは、たいてい若い人だ。十代後半から、せいぜい二十代前半である。彼らは普通の社会生活を送っていることが多いが、存在自体にどこか希薄な雰囲気を持っている。

『小精神医学書』（加藤伸勝　金芳堂）という精神科の教科書によると、離人症は次のように定義されている。

離人症とは、われわれの心的作用・行動など、すべての精神活動が自分がしている、自分のものであるという意識がうすれ、自己能動感がなくなり、同時に自己所属感が障害されることをいう。離人症は神経症や分裂病やうつ病に多く出現するが、意識の内容によって、次の3つに区分される。

a．外界精神の離人症：外界がいきいきとして映らなくなることで、現実感消失ともよばれる。また、生物に生命感を感じなくなるのを有情感消失という。

b．自己精神の離人症：自分の行動、感情に現実感がなくなる場合をいう。
c．身体精神の離人症：体感症などの素地となる体験で、自己の身体の能動感がうすれるものである。

一宮可奈さんは、愛らしい表情をした物静かな音大生だった。彼女は北陸地方の出身だった。彼女の父親は町工場を経営していた。両親に対しては、厳しい人という記憶しかないという。子供の頃から、昔気質《むかしかたぎ》の父親は些細《ささい》なことで腹をたて、怒鳴ったり物差しで叩《たた》いたりしたらしい。そのため家の中では、彼女はいつも怯《おび》えて暮らしていた。

彼女はピアノを弾くことが好きだった。だから、東京での一人暮らしは、楽しいものになるはずだった。実家から離れるのは不安もあったが、期待の方が大きかったという。ただ実際に暮らし始めると、東京の生活には何かしっくりしないものがあった。

大学を卒業した後、可奈さんは大学院に進みたかった。だが院には不合格だった。両親は実家に帰ってくるように言ったが、彼女は東京に残り、ピアノのレッスンを受ける道を選んだ。生活費は仕送りしてもらえた。年老いた両親は、折にふれて地元に戻ってほしいとこぼしたが、強く求めることはしなかった。

学生時代から、可奈さんは食欲がないことが多かった。健康のためだと思い、仕方なく食べていた。生活は一日中、ピアノづけだった。やがて彼女は眠れなくなる。ふとんに入っても、明け方まで寝付けない。かといって、昼間睡眠がとれるわけでもない。

家でピアノの練習ばかりしているのが、よくないのかと彼女は思った。可奈さんは外に出れば変わるかと思い、音楽事務所でアルバイトを始めた。

ただその後、かえって彼女の状態は悪化する。何もかもやる気がしなくなった。周囲のすべてのことから、逃げ出したい、消えてしまいたい感じがし、生きている現実感がなくなった。目につくものあらゆるものに対して生き生きとした感じが消失し、遠く離れたところから、自分を見つめているような気持ちになることもあった。これが離人症である。

可奈さんは、助けを求めて精神科を受診した。私は診察室で可奈さんに会った。彼女は年齢に比べ幼さを感じさせる人だった。彼女は美しく魅力的な女性だったが、その美しさは脆《もろ》くはかない印象があった。可奈さんは自殺を匂《にお》わすことはなかったが、私には彼女は長く生きられないのではないかという予感がした。

可奈さんは、自分の離人症と抑うつ状態の話を静かに語った。私は彼女に少量のクスリを処方した。クスリの効果は十分とは言えなかったが、数回外来に通ううちに、可奈さんは以前より眠れるようになり、表情も明るくなった。

「金沢に帰って、ピアノの先生をします。その方が親も安心するし。人ごみにでると周りが存在しなくなるような感じはありますが、だいぶよくなりました。ただ、まだ感情の動きがなくてぽっかり穴が開いているようです。このまま東京にいても治らない気がします。田舎でのんびりしたら、よくなるかもしれません」

数週間後、私は地元の病院への紹介状を書いて彼女に渡した。

可奈さんが亡《な》くなったことを知ったのは、それから一年後のことだった。電話をかけてきたのは、保険会社の調査員だった。私は彼に直接会って、可奈さんの死の状況を聞いた。それは不可解なものだった。

可奈さんは自宅の二階にあった自分の部屋で、冷たくなっているところを朝になって母親に発見された。その時には、すでに死後硬直が始まっていたという。彼女は部屋にあった介護用のパイプにタオルを結びつけ、床に腰を下ろした格好で発見された。タオルの結び目が頸部《けいぶ》の気管を圧迫し、ちょうど窒息するような姿勢だった。

介護用のパイプは以前に彼女の祖父のため購入したもので、現在は使用していなかったという。その前の晩、両親によれば、可奈さんに変わった様子はない。むしろいつもよりはしゃいでいるような感じさえあった。

地元に戻った可奈さんは、ピアノ教師の職につくこともなく、家業の工場の手伝いをしていた。離人症とうつ状態はいったん改善したが、亡くなる数か月前から悪化していた。通院先の医師は、クスリを増やしている。しかし自殺の兆候はなかったという。

両親は可奈さんの死は、自殺ではなく事故であると頑強に主張していた。本当のことは、わからない。確かに発見された状況を考えると、彼女が本気で自殺を考えていたようには思えない。タオルで首を巻いた程度で、普通死ぬことはないからだ。

ただ可奈さんは、睡眠薬を飲んだ直後だった。本気で死ぬ気はなかったが、クスリのせいで朦朧《もうろう》とした彼女は、突然舞い降りてきた死の誘惑にはまってしまったのかもしれない。あるいは彼女は、心の底では以前から死を望んでいたのだろうか？　このような不確実な方法で死ねるかどうか、試したのかもしれなかった。

もう一人、離人症の症状を持った患者を思い出す。

田中佐織さんは、東京の郊外で育った。都心まで電車とバスを用いて一時間半以上かかる場所だ。彼女は中学までは優等生で、よく学級委員をしていた。両親はクリーニング店を経営していた。彼女には三歳違いの弟が一人いる。

佐織さんがはじめて離人症の症状を経験したのは、中学生のときだった。目の前に薄暗い雲があるような感じが急に襲ってきた。その薄い曇りガラスのようなものは、いつも自分の前から離れなくなった。雲は突然晴れることがあったが、そういうときにはあらゆる現実が急に襲ってくるような気がして恐ろしくなった。

大学は心理学科に入った。卒業してからは、地方にある障害児の施設に勤めたが人間関係がうまくいかず、半年もたたずに辞めてしまう。その後は実家に戻り、家業のクリーニング店を手伝っていた。

実家に戻ってからは、気分が晴れることはまずなかった。離人症の症状は持続していた。いつも世界と自分の間に見えない膜があるようだった。

彼女の生活は午前中は寝ていて、起きるのは午後になってからだった。いつも鏡の中にいるような気がし、自分がどこにいるのかわからなくなった。佐織さんは精神科を転々とした。様々なクスリをもらったし、カウンセリングも受けたが、一向に状態はよくならない。

自分がバイセクシャルであることを自覚したのは、大学を卒業してからのことだ。

それまでは男性とつきあったこともあり、セックスも普通にした。結婚の約束もしたが、自信がなくなり自分から別れを告げた。そのことは後悔していない。

実家では両親の折り合いがよくなかった。父親は自分に対して厳しいことを言うことが多かったので、嫌になって家を出ることに決めた。

彼女はバイト先で知り合った女性と一緒にアパートを借りた。その女性は佐織さんの「恋人」だった。二人の性関係では、佐織さんは男役だった。

佐織さんはいろいろなバイトを転々とした。交通量の調査をやったり、補聴器のセールスをしたりした。どこでも長続きはしなかった。それは自分のせいであるとわかっていた。

ある時、佐織さんの曇りガラスのような感じはしだいに薄れてきた。そのかわり、別の症状が出現して苦しくなる。彼女は急にものが食べられなくなった。身長は百六十センチ以上あるのに、食事をしないためにやせて四十キロ以下になった。人に会うのが怖くなった。話していると、顔や身体《からだ》が震えるようになった。

死にたいと思うようになったのは、この頃からである。佐織さんはリストカットを何回もした。

「おととい、頸動脈をカッターで切ろうとしたんです。何度かやってみたけどうまくいかないで死ねませんでした」

診察室に入るなり、佐織さんは淡々とそう話した。

「お金がなくなったので、死のうと思ったんです。これからあてもないし、こんな状態で生きていても仕方がないって思う」

私はそこまで経済的に苦しい状態だったら、両親に援助してもらえないのかと聞いた。

「もう親には頼れません」

表情も変えずに彼女は言った。佐織さんはみるからにやせこけていた。とんがった頬骨が目立った。しかし、やつれているというようには見えなかった。自らそれを好みの顔と思っているようだった。佐織さんは女性らしさは感じられない容貌《ようぼう》だったし、女らしく見せようという気もないようだった。化粧一つしていない。

「今は友人と一緒に部屋を借りていますが、自分の分の家賃も払えません。でもようやくバイトは始めました」

帰り際《ぎわ》に彼女は言った。

「下剤をもらっているのですが、あれじゃ二日分飲んでも便が出ないんです。他の整腸剤も処方してもらえないでしょうか」

私は言われるままに、クスリを出した。数日後、佐織さんの友人が彼女に代わって、クスリをとりにきた。

「昨日のことなんですけど、彼女、バイト先のパソコン屋で店長に怒られたのがきっかけでイライラして、急に死にたくなって、持っているクスリを全部飲んでしまったんです。一日中寝ていたら落ち着きましたが、クスリがないのでかわりに取りに行ってくれと言われて来ました。下剤も忘れないで処方して下さいということです」

佐織さんの「彼女」だという太った女性はそう言った。

離人症はさまざまな精神疾患の前駆症状であることが多い。佐織さんの場合当初みられた離人症の症状から拒食や自傷行為へと主要な症状が変化した。今後さらに境界例やうつ病に病状が変化していく可能性も十分考えられる。

おわりに

ジャルゴンとはわけのわからない言葉という意味である。一般には脳の言語中枢《ちゅうすう》が障害された失語症において出現し、顕著な錯語や錯文法のために何を話しているのかわからない状態になる。

ジャルゴンは大きく三つに分けられる。第一は未化ジャルゴンで、これははっきりした語が全く弁別できないものである。二つ目は無意味ジャルゴンである。これは代名詞などの文の構成要素は認めるものの、基本的な語は新造語に置き換えられているものである。最後が錯語性ジャルゴンで、語のすべては既知のものであるが、語と語の関係が正常の形を失っている。

次は錯語が目立つ失語症患者の例である。

検者：今どんな具合ですか。まだ具合の悪いところがありますか。ちょっと話してみて下さい。

患者：そうですね、具合が悪いとは言えるでしょうね。まあ、これじゃいけないいんでしょうが……思うにゼロから始めるべきで、上からではないでしょう。つまり、この前とちがって私はまずもっとずうっと大きな始まりについて話してみたいんです、ここに着いたばかりのときはそれはもう決定的でした……えー……不定、かな……今日はこの前よりそのことについては全然議論したくありません。(『臨床神経心理学』クラウス・ペック　文光堂　一部改変)

一方、ネオロギスム(言語新作)は通常、統合失調症で出現する症状である。統合失調症の基本的な障害は認知機能の障害(周囲の状況を的確に把握できない障害)であるという説が有力であるが、言語の処理そのものが障害されているという考えも根強く主張されている。統合失調症の重症例においては、自分勝手に新しい語を作りそれに勝手に意味を与えて使用したり、従来存在する語に新たな意味を与えて使用したりすることがみられる。これに思考の障害が加わると、患者が発する言葉が雑然と並べられまったく理解不能となることがあり、これを精神医学では「言葉のサラダ」という。

次に例をあげる。これはある患者がくれた年賀状である。

謹賀新年
BEST BEST BESTの将門に必ず将あり相門に必ず相あり と池中の物に非《あら》ず白眉《はくび》 剰《あまつさ》え嶄然《ざんぜん》として頭角を現す人中の騏驥《きき》の総絶世の雅《みやび》やかな水の滴《したた》るような永遠の喜びと見目麗《うるわ》しい愛の花が咲き誇る愛に愛持つ先生。(以下略)

この人が普段まったく使用しないような難しい漢字をどうして多数知っているのか、まったくわからない。文章の内容は「言葉のサラダ」になっている。

暫《しばら》く電話をしていないので手紙を書きました。六法全書を購入し、出来る限り勉強しようと思っています。いつかTさんが中江有里と合体し、完全体を作ろうとしていると私は思います。

相手はたとえしっかりした人でも「男」を嫌がるタイプです。仮にイベントへ行っても女装しなければなりません。

私はアンパンマンからシンナー中毒者を救出しようと思います。夏になると自転車と歯磨き粉が合唱し、その廻りに水着娘が寄って来ると思っています。

卒業式に灯を消し、「わかれうた」を演奏し、お経を唱えようと思っています。

この手紙はある統合失調症の患者が、彼の被害妄想の対象であるT看護士に出したものである。思考の流れがずれていき、何を言いたいのかとらえることが困難である。このような状態を「連合弛緩《しかん》」と呼び、思考と言語の障害である。

本書では、言ってみれば精神医学に関するジャルゴンとネオロギスムを収集した。意味のあるジャルゴンも多少はあるが、無意味なものも数多い。名前だけの病気も数多いのであり、「創作」「捏造《ねつぞう》」された病気も少なくない。多くのネオロギスムはこのまま消えていくことだろうが、それに惑わされないようにすることが必要である。しかし一方で真の病がそれらの対極としてわれわれの身近に存在していることも忘れてはならない。

稿を終えるにあたり、数多くの助言をして頂きました新潮社の土屋眞哉氏に深く感謝いたします。

平成十八年三月

文庫版あとがき

本書の中でも述べたことであるが、この数年精神科への受診患者数は増加している。急増しているといってもよい。病院においては、「精神科」という名称は用いず、心療内科やメンタルヘルス科などと標榜《ひょうぼう》しているところもあるが、実際は以前からの精神科と変わりがない。

ここで疑問が一つある。受診者は明らかに増加をしているが、精神科患者の数が、本当に増えているかどうかという点である。言葉を変えていえば、必ずしも医療を必要としない人まで、精神科を受診しているのではないかという疑問である。臨床的な実感を言えば、重症者の数にはあまり変化がないが、軽症から中等症の人の受診が増加しているようである。

この点をきちんと検証することは、多くの要因が関係してくるので難しい。かつては、精神科というのは敷居の高い診療科で、治療が必要な人でもなかなか受診しづらいことが多かった。精神疾患に対する偏見に強いものがみられたことは事実である。

受診を秘密にするために保険証を使用せず、わざわざ自費で診療を受ける人もみかけた。

さらに一部の施設を除いて、精神科の病院は周囲とアクセスの悪い郊外にあることが多かった。このため定期的な通院は難しく、精神病院においては入院患者に対する医療が中心だった。また一九八〇年代ごろまでは、精神科の診療所（クリニック）も、ごくわずかしか存在していなかった。

ところが現在は街中にある精神科のクリニックの多くは、受診者で混雑していることが多い。クリニックの数も多くなり、都市部では沿線のほとんどの駅に一軒か二軒の精神科のクリニックが開業している。勤め人が通いやすいように、夜間や土日にも診療しているところも少なくない。

どうしてこういう事態になったかというと、一つは厚生省（現、厚生労働省）の政策的な誘導によるものであった。その目的は、受診者の便宜をはかったというわけではなく、医療費の削減である。厚生省は、精神科の入院患者が退院し外来に切り替われば、医療費は削減できると単純に考えたのである。日本の精神病床は、世界的にみても多かったからである。しかしこれは、大きな見込み違いだった。

この目的のため、厚生省は入院医療費の減額を行うと共に、精神科の外来通院に対して保険診療上の優遇措置を行った。これを受けて、多くの精神科医が開業し個人診療所を開設するようになった。

ところが厚生省の思惑からは、予想もしない事態が起こった。役人の発想では、精神病院に入院中の患者が外来に移行し、全体的に医療費の削減に貢献するはずであった。しかし実際に起こったことは、新たな患者層の掘り起こしであった。これまで精神科の受診をしたくてもなかなかできなかった人たちが、都市部において新たに開設された精神科のクリニックに駆け込むようになったのである。厚生省の想定とは逆に、精神科における外来の優遇措置は、医療費の増大を招いたとも言える。

それだけではない。話は脱線するが、クリニックの優遇によって、重症患者の担当や当直業務のため責任の重い病院勤務をやめて開業する医師が増加した。このため多くの精神病院は医師の定数を満たせなくなった。このような事態に、平成十六年に開始した医師の新臨床研修制度が追いうちをかけた。

この新しい制度により、大学病院に勤務する若手の医師が激減した。その結果、これまで大学の医局が供給していた医師の派遣ができなくなり、ますます病院は窮地に追い込まれることになった。昨今「医療崩壊」ということがよく話題にのぼるが、医療側の問題というよりも、中央官庁の政策的な失敗や明らかな見込み違いがその原因である部分が少なくないのである。

精神科患者が増加した背景には、社会的な要因も存在する。精神科クリニックが増加した一九八〇年代末とほぼ時期を同じくして、日本においては他国に例をみない多くの心理-社会的な問題が顕在化した。学童期の不登校、その後の社会的ひきこもり、あるいは勤労者における過労自殺などの現象が広く知られるようになったのはこの時期であり、それと同時に「精神の病」も多くの人に広がっていったのである。

それでは、どういう人が精神科のクリニックを受診するようになってきたのか例をあげてみよう。

結城英子さんは神奈川県生まれの二十五歳、大学の理工学部を卒業後はしばらくクレジット会社で一般事務をしていたが、その後転職し、ゲーム関係のソフト会社に勤めた。ゲームソフトの開発とデバッグが彼女の主な仕事だった。

仕事はうまくやっているつもりだったが、勤め始めて半年してから、次第に周囲から孤立し、悪口を書いたメイルを同僚に配信するなどの嫌がらせにあうようになった。英子さんに思い当たる原因はなかったが、後から考えれば同じチームの先輩たちよりがんばって仕事をやり過ぎたために煙たがられたのかもしれないと思う。

英子さんは、交際していた同僚の男性とも、すれ違いが大きくなる。後で聞いた話によれば、対立していた職場の先輩が、英子さんが浮気をしていると彼に嘘《うそ》を吹きこんでいたらしかった。英子さんは一日中不安が強く食欲もなくなり憔悴《しょうすい》したが、必死になって仕事を続けた。しかし彼から別れを告げられて気持ちがさらに不安定になり、死んでしまいたいとまで思うようになったため、精神科を受診した。

英子さんは「抑うつ状態」と診断され、精神科の外来で抗不安薬と睡眠薬を投与された。クスリは劇的に効いたわけではなかったが、気持ちの動揺は軽くなり、仕事も休まず行けるようになった。英子さんの状態は、本格的な疾患とは言えない。あえて診断をつければ、雅子妃と同様の「適応障害」ということになるだろう。

その後も三年あまり、彼女は病院での受診を続けた。結局ソフト会社は退職し、流通関係の会社に転職したが、転職先では頼りにされる存在となっている。

今風のファッションで着飾った彼女に精神的な悩みがあるようには見えない。しかし話を聞いてみると、時間の余裕のあるときなどにはつい考え込んでしまい、涙ぐんだり悲しくなって死んでしまいたいと思うことがよくあるという。

英子さんは、病院に通院する必要がある人なのか。医療に批判的な人からみれば、医者は必要もないのに投薬を続けて病気を作っているということになるかもしれない。

また本書のテーマに即して言えば、英子さんは自分の人生の困難さに直面しようとせずに、病気に逃げ込んでいるのだという見方もできるだろう。

精神疾患に関して、「病気に逃げ込むという現象」には、長い歴史がある。かつて「ヒステリー」と呼ばれた疾患は、ギリシア時代から記載がある（日常用語のヒステリーとは異なるものである）。この疾患は神経系や運動系に器質的な異常がないにもかかわらず、さまざまな運動障害や感覚障害、あるいは精神面で記憶障害などの機能障害が生じるものである。ヒステリーには大きく二つのタイプがあり、身体的な機能障害がみられるものを「転換」、精神的な機能障害を示すタイプを「解離」と呼んでいる。

ヒステリー患者の特徴として、「満ち足りた無関心」という用語がしばしば用いられてきた。これはヒステリー患者が重大な症状を示すにもかかわらず、深刻に悩むことが少なく、自らの状況に無関心な態度を示すことを指している。つまり彼らはヒステリーによる症状を出現させることで、当面の問題を回避でき不安を解消できるので、症状に安住することによって満足しているというものである。とはいうものの、ヒステリーは詐病《さびょう》とは異なり、意図的に症状を作り出しているわけではない。

ヒステリーは環境や個人的なストレスによって発症する。結城英子さんの抑うつ状態も、職場での人間関係のトラブルがきっかけであった。英子さんもヒステリー患者と同様に、病気の症状に逃げ込んでいる側面は否定できないだろう。

英子さんのようなケースにおいては、本質的な部分で「疾患」とは言えないのだから、精神科に通院させたり薬物を処方したりすべきではないという意見もあるかもしれない。そうした見解にも正しい側面はある。

本書の中でも述べたことであるが、医療者側は不必要な治療によって病気の症状を意図的に作り出したり固定化したりしないように注意する必要があるし、まして医学的に根拠のない病名を新作することは犯罪的でもある。

それにもかかわらず、病院や医者に頼りたい人の気持ちは、やはり尊重しなければならないし、医療にできることはごくわずかしかない場合においても、彼らを医療の対象ではないと切り捨てることなく、力を尽くすことは重要なことなのだと思う。というのは現在の日本において、苦しみを抱える個人が自分の問題を隠し事なく語ることができるシステムとして、コスト面においても内容面においても、病院よりも「ましな」ものは存在していないからである。

仕事や恋愛の悩みなど個人的な問題について、病院は十分な解決能力を持っているとは言えない。しかし少なくとも、何が問題であるか明らかにし、客観的にアドバイスをすることは可能である。しかしまた、医療関係者は自らの力について思い上がらないように注意をする必要もある。

最近の日本において、心理－社会的な問題が多発していることはすでに述べた。これは個人を救うインフォーマルなセキュリティネットが弱体化していることを示しているが、経済的な疲弊はこの状況に拍車をかけているように思える。だれも手を差し伸べようとしない無力な個人は漂流し、ネット心中をした男性のように、最後は自殺して朽ち果てることになるかもしれないし、突然暴発することもあるのである。

相互監視的な日本社会が変化し、些細《ささい》な失敗に対して声高にバッシングするような風潮が収まり、あるいはグローバリズムを唱えながらもいまだに決められたライフコースしか認めないような考え方が変わってくるのであれば、精神科を訪れる患者も減少してくるのかもしれない。

平成二十年九月

解説

永瀬隼介

アルコール依存症になった年若い知人がいる。断酒会に参加しても深山の滝に打たれても酒を断てず、ついには仕事を休職し、精神科の病院に入院した。治療中も妄想に襲われ、脱走を繰り返し、やむなくベッドにくくりつけられ、泣き、喚《わめ》き、叫び、それこそ死ぬ思いの苦しみを味わったという。

やっと退院したのだが、また酒に手を出し、治療は元の木阿弥《もくあみ》に。彼の話によれば、ウォーキングの途中、自動販売機の前で立ち止まったのが運の尽きだった、と。三十分、一時間と脂汗《あぶらあせ》を垂らして逡巡《しゅんじゅん》するうちに、気がついたら缶チューハイを飲み干し、その後は一瀉千里《いっしゃせんり》。あっという間にへべれけになってしまったらしい。

妻と子供もいるのに、毎日焼酎《しょうちゅう》を浴びるように飲んで過ごしているから、再入院を薦めると、「アルコール依存症は治らない病気だから仕方ないんです」と開き直り、「あなたにとって最も大事なものはなんですか」と問うてくる。「家族に決まっている」と、激励の意味を込めて答えると、違う、と大きく首を振る。そして、赤ら顔を強《こわ》ばらせてこう言う。

「自分ですよ。おれは自分がこの世で一番大事で可愛《かわい》いから、こうやって毎日酒を飲む。酒を飲んでいい気持ちになる。あなたも自分に正直になったほうがいい」

そして焼酎の入った大ジョッキをグビッと傾ける。処置なしである。

その後、彼はインターネットで同じ依存症の人々と匿名《とくめい》で語り合うようになった。厳しい現実と向き合う断酒会には決して行こうとせず、代わりにネットの架空空間で慰め、慰められ、自作の詩を披露し、まるでアーティスト気取りである。

当然、開き直りは強くなる一方で、曰《いわ》く、おれたちはナイーブだから病気になった、この息苦しい日本の管理社会がおれには合わない、募《つの》るのはストレスばかりだ、依存症になって当然だ、ならない奴《やつ》の方がおかしい、等々。シビアな現実から逃げているだけではないか、と諫《いさ》めると、「この病気との付き合い方は一筋縄ではいきません」とそっぽを向く。あんたみたいな無神経な人間におれの苦しみが判《わか》ってたまるか、と言わんばかりである。

わたしもアルコール依存症は取材したことがある。実際に断酒会にも参加させていただき、患者、元患者たちが淡々と語る、依存症の壮絶な実態に打ちのめされた。五年、十年、鉄の意志で断酒を続けたにもかかわらず、「これくらいなら」と口にした一本の缶ビールで以前より悪くなった例もあったし、仲間の悪戯《いたずら》で水と偽って清酒を飲まされ、坂道を転げ落ちるがごとく、依存症に逆戻りしたという酷《ひど》いケースも聞いた。生活費をすべて酒につぎ込み、家族に暴力を振るい、離婚と自己破産に追い込まれた孤独な老人もいた。

極めて難しい病気であり、本気で治そうと思うなら、アルコールをひと舐《な》めしてもダメなのである。もちろん、依存症になって当然、と己を正当化することなど許されない。アルコール依存症は、家族を、子供を巻き込み、不幸のどん底に突き落としてしまう。一家心中も珍しくない。

ネットで傷を舐め合い、大酒を飲みながら呑気《のんき》に甘ったるいポエムを編んでいる場合ではないのである。

知人の底の知れない苦悩に深く同情し、快癒《かいゆ》を祈りながらも、甘えるのもいいかげんにしろ、との思いは拭《ぬぐ》えない。

現役の精神科医が昨今の「心の病」ブームのまやかしを斬《き》る本書を読みながら、アルコール依存症からなかなか脱出できない彼の顔が浮かんだ。優しすぎる世の中ゆえ、「心の病」に理解を示し、腫《は》れ物に触るように接する家族や友人たち、そして、これ幸《さいわい》とばかりに増長する〝患者たち〟。

繊細な心、傷つき易《やす》いガラスの心を判ってほしい、と訴える若者は増えるばかりで、女子中高生が己のリストカットをケータイで撮影し、友人に「見て見て、こんなに切ったよ」と自慢して送るケースなど一種のブームになっているとか。

著者が彼らの甘えを厳しく指弾した一節がある。

《精神疾患は、カジュアルなものでも、美的なものでもない。単なる病気である。他人に誇るようなものではないし、ネットで不特定多数の人にさらけ出すべきものではない。さらに、精神科の病気は患者の人生のすべてを変えてしまうこともあるし、家族のすべてを巻き込むことも少なくない》

至言である。本当にもう、深く深く頷《うなず》いてしまうのだ。

人間、生きていれば様々なストレスがある。条件のいい仕事に就きたい、恋人が欲しい、人間関係に疲れた、もっとカネが欲しい――この程度のストレスで己を美化し、深く傷つき、ネットの世界に逃げ込んでしまう日本の若者は、おめでたい限りである。その行き着いた果てが、「彼女さえいたら人生が変わっていた」と秋葉原の歩行者天国にトラックで突っ込み、ダガーナイフを振り回して七人を殺害、十人に重軽傷を負わせた加藤智大なのだろう。

本書には本物の「心の病」の凄《すさ》まじさが余すところなく綴られる。流行《はや》りのPTSD（外傷後ストレス障害）しかり。日本では子供時代のストレスや家庭内暴力がもたらす〝心の怪我《けが》〟と捉《とら》えられているが、そんな生易しいものではない。身も凍る詳細は本書に譲るが、戦争などの強烈な体験で精神が破壊されてしまったケース以外、PTSDとはいわないのである。そして、自称PTSDには数多く会った著者も、自信を持ってPTSDと診断できるのは唯一《ゆいいつ》、地下鉄サリン事件の被害者だけというから驚きである。

わたしは本書のタイトル『狂気の偽装』から司法現場に於《お》ける詐病《さびょう》を想起した。つまり刑事犯が重い刑罰を逃れようと、精神的な疾患を装《よそお》うケースである。

実際、殺人事件の取材を進めていると、精神鑑定の内容に首をかしげてしまうことがままある。ヒステリー性健忘症、解離性同一性障害（多重人格）、夢遊病、重度の被害妄想――浮世離れした病例に遭遇するにつけ、〝こんなことで殺人犯が心神喪失、心神耗弱《こうじゃく》となり、刑が軽減されるようなら世も末だろう〟とツッコミのひとつも入れたくなる。

十九歳の少年による一家四人殺害事件（詳細は拙著『19歳　一家四人惨殺犯の告白』

〔角川文庫〕を参照）を取材した際も同様で、精神科医が作成した鑑定書の中に、母親が妊娠中に通院していた産婦人科で大量の黄体ホルモンの投与を受けていたとの事実が記されてあった。

こういうことだ。黄体ホルモンとは胎盤形成に貢献するホルモンの一種で、流産予防のため投与されるケースが多い。そして、胎児期に黄体ホルモンにさらされた子供は高い攻撃性を示す傾向が見られる。ゆえに犯人の凶行は過剰に男性化された脳が引き起こした可能性あり、というわけである。

わたしにはこじつけというか、牽強付会《けんきょうふかい》の感が否《いな》めなかった。その根拠として、データの説得力不足に加え、犯人の弟の存在があった。彼は兄と同じように黄体ホルモンにさらされながら、虫も殺さぬ温厚篤実《とくじつ》な性格で知られ、ごく普通の大学生活を送っていたのである。実際に弟と会い、言葉を交わした取材者としてはとても納得できる説ではなかった。さらに「犯人は犯行時、心身耗弱状態であった」と死刑判決に疑義を唱える精神科医の言葉もあったが、これも拘置所で犯人と面談を重ね、「ぼくは正常です」との肉声を聞いた身として、首をかしげざるを得なかった。

結局、黄体ホルモン説が司法判断に影響を与えることはなく、死刑が確定する。

本書でもこの黄体ホルモン説は「追試によって否定されている」とばっさり斬り捨

てであり、結果として精神鑑定の曖昧《あいまい》さを鋭く指摘している。

さらに、企業官公庁汚職事件の引責自殺とネット心中は日本独特の現象だとか、急増する引きこもりに海外の研究者はほとんど興味を示さないとか、目から鱗《うろこ》の連続である。

本書の白眉《はくび》は、精神医学者がコピーライターの才も併せ持つことを看破した点ではないか。アダルト・チルドレン、ゲーム脳、殺人者精神病など、さながら流行語の如く新病名が披露され、世を賑《にぎ》わす日本の現状を著者は詳述しているが、わたしも専門家からこんな話を聞いたことがある。

「実は脳の機能は謎《なぞ》に包まれており、精神疾患の原因はほとんど判っていない。それゆえ、いろんな病名をでっちあげ、カネをふんだくる医者が出てくる。精神の異変に悩む患者は病名が判って安心するし、医者も儲《もう》かる」――

まさかすべてをでっちあげるわけでもなかろうが、さほど根拠の無い新病名の流行は海外でも同様である。

一九八〇年代、不景気のどん底にあった米国では精神医療専門の個人病院の倒産が相次いだ。そこで考え出されたのが、富裕層の子供をターゲットにした新病名「境界性人格障害」といわれる。つまり、暴力をふるい、学校へも行かず、性的に抑制がきかない金持ちのボンボンに対してこの病名が付けられ、肥沃《ひよく》で将来性豊かな新市場を開拓した、と。

本書が精神医学の常識を粉砕し、多くの読者を獲得したその裏に、著者の豊富な臨床例と冷静な分析があるのは言うまでもない。しかも、たっぷり紹介されるシビアでドラマチックな病例の数々は、優れた短編小説にも似て、読む者の五感と想像力を揺さぶるのである。

著者は患者とのスリリングなやり取りを迫真の描写で再現し、暴力の危険と隣り合わせの精神医療の苛酷《かこく》さをこう告発する。《一般病院や街中で起これば警察沙汰《ざた》、あるいは裁判沙汰になるようなケースでも、病気の症状によるものとして、大部分は闇《やみ》から闇に葬《ほうむ》られている》。

患者による医者への執拗《しつよう》なストーカー行為も珍しくなく、不可思議な「心の病」と付き合うことの労苦が偲《しの》ばれる。実際、わたしも取材で知り合った精神医学のドクターの体験談に戦慄《せんりつ》した覚えがある。患者の暴力も暴言もない、しかし、背筋が凍るこんな話だった。自殺願望がなかなか抜けない女性の鬱《うつ》病患者が、ある日、妙にスッキリした表情で病院に現れる。診察を終えると、「先生のおかげでとてもよくなりました」と笑顔で礼を述べ、帰っていった。ああ、よかったな、と思っていると、電話が入る。彼女が帰宅途中、ビルの屋上から飛び降り自殺した、と。

ドクターの心中たるや察するに余りあるが、本書の著者も長年の医療活動の中で、幾多もの苦《にが》い思いを重ねているはず。冷静な筆致の行間から、プロとしての矜持《きょうじ》と覚悟、そして深い哀《かな》しみが読み取れるのである。

日本の社会が求める甘さ、心地よさ、とは一線を画《かく》す辛口でハードな本書は、読む者にピシリと活を入れる、優れた啓蒙《けいもう》の書といえよう。現実は厳しく、苛酷だ。その場凌《しの》ぎの優しさと逃避ではなにも解決しない。されど世に希望の光はある。そんなメッセージをわたしは本書からもらった気がする。


（平成二十年九月、作家）

この作品は平成十八年四月新潮社より刊行された。

（注）プライバシー保護の観点から、患者に関する記述において、変更している部分があります。また同様の理由から一部仮名としました。

新潮文庫最新刊

角田光代著
さがしもの
「おばあちゃん、幽霊になってもこれが読みたかったの？」運命を変え、世界につながる小さな魔法「本」への愛にあふれた短編集。

柳田邦男著
壊れる日本人 再生編
ネット社会の進化の中で、私たちの感覚は麻痺し、言語表現力は劣化した。日本をどう持ちこたえさせるか、具体的な処方箋を提案。

フジコ・ヘミング著
フジコ・ヘミング 魂のピアニスト
いつも厳しかった母、苦難の連続だった留学生活、聴力を失うという悲劇——。心に染みる繊細な音色の陰にあった劇的な半生。

森下典子著
日日是好日
―「お茶」が教えてくれた15のしあわせ―
五感で季節を味わう喜び、いま自分が生きている満足感、人生の時間の奥深さ……。「お茶」に出会って知った、発見と感動の体験記。

有田哲平
上田晋也著
くりぃむしちゅー語入門
「どうも僕です」「だって俺だぜ」——お笑いコンビくりぃむしちゅーの繰り出した数々の名言を爆笑エピソードとともに一挙大放出！

「週刊新潮」編集部編
黒い報告書
いつの世も男女を惑わすのは色と欲。城山三郎、水上勉、重松清、岩井志麻子ら著名作家が描いてきた「週刊新潮」の名物連載傑作選。

新潮文庫最新刊

佐藤優著
自壊する帝国
大宅壮一ノンフィクション賞・新潮ドキュメント賞受賞

ソ連邦末期、崩壊する巨大帝国で若き外交官は何を見たのか？　大宅賞、新潮ドキュメント賞受賞の衝撃作に最新論考を加えた決定版。

沢木耕太郎著
凍
講談社ノンフィクション賞受賞

「最強のクライマー」山野井が夫妻で挑んだ魔の高峰は、絶望的選択を強いた――奇跡の登山行と人間の絆を描く、圧巻の感動作。

岩波明著
狂気の偽装
―精神科医の臨床報告―

急増する「心の病」の患者たち。だが、彼らは本当に病気なのか？　マスコミが煽って広げた誤解の数々が精神医療を混乱に陥れている。

宮崎学著
突破者（上・下）
―戦後史の陰を駆け抜けた50年―

世の中ひっくり返したるで！　戦後の裏社会を駆け抜け、グリコ・森永事件で「キツネ目の男」に擬された男の波乱万丈の半生記。

兵本達吉著
日本共産党の戦後秘史

外でソ連・中国に媚び、内で醜い権力抗争――極左冒険主義時代の血腥い活動ほか、元有力党員が告発する共産党「闇の戦後史」！

野地秩嘉著
サービスの達人たち

伝説のゲイバーのママからヘップバーンを感嘆させた靴磨きまで、サービスのプロの姿に迫った9つのノンフィクションストーリー。

狂《きょう》気《き》の偽《ぎ》装《そう》

―精神科医の臨床報告―

新潮文庫　い - 84 - 2

平成二十年十一月一日発行

著者　岩《いわ》波《なみ》明《あきら》

発行者　佐藤隆信

発行所　株式会社　新潮社

郵便番号　一六二―八七一一
東京都新宿区矢来町七一
電話　編集部(〇三)三二六六―五四四〇
　　　読者係(〇三)三二六六―五一一一
http://www.shinchosha.co.jp

価格はカバーに表示してあります。

乱丁・落丁本は、ご面倒ですが小社読者係宛ご送付ください。送料小社負担にてお取替えいたします。

印刷・三晃印刷株式会社　製本・株式会社大進堂

ISBN978-4-10-130572-1 C0195